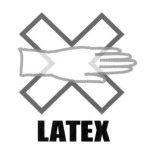

ラテックスアレルギー 安全対策ガイドライン 2018

～化学物質による遅延型アレルギーを含む～

作成
日本ラテックスアレルギー研究会
ラテックスアレルギー安全対策ガイドライン作成委員会

『ラテックスアレルギー安全対策ガイドライン2018』作成委員

作成：日本ラテックスアレルギー研究会

ラテックスアレルギー安全対策ガイドライン作成委員会

責任者（五十音順）

飯野（赤澤）晃　　東京都立小児総合医療センターからだの専門診療部アレルギー科

矢上　晶子　　　藤田医科大学ばんたね病院総合アレルギー科

委　員（五十音順）

梅崎陽二朗　　福岡歯科大学総合歯科学講座高齢者歯科学分野

北林　耐　　　国際医療福祉大学三田病院小児科

近藤　康人　　藤田医科大学ばんたね病院小児科

内藤　徹　　　福岡歯科大学総合歯科学講座高齢者歯科学分野

古川　真弓　　東京都立小児総合医療センターからだの専門診療部アレルギー科

吉田　幸一　　東京都立小児総合医療センターからだの専門診療部アレルギー科

顧　問

松永佳世子　　藤田医科大学医学部アレルギー疾患対策医療学

（所属は刊行時）

「製品リスト」の作成にあたりましては、一般社団法人日本医療機器テクノロジー協会にご協力いただいております。

『ラテックスアレルギー安全対策ガイドライン2013』作成委員

作成：日本ラテックスアレルギー研究会
ラテックスアレルギー安全対策ガイドライン作成委員会

責任者（五十音順）

赤澤　　晃　東京都立小児総合医療センターからだの専門診療部アレルギー科
松永佳世子　藤田保健衛生大学医学部皮膚科学講座／臨床研修センター

委　員（五十音順）

北林　　耐　国際医療福祉大学小児科
近藤　康人　藤田保健衛生大学坂文種報德會病院小児科
内藤　　徹　福岡歯科大学総合歯科学講座高齢者歯科学分野
矢上　晶子　藤田保健衛生大学医学部皮膚科学講座
吉田　幸一　東京都立小児総合医療センターからだの専門診療部アレルギー科

『ラテックスアレルギー安全対策ガイドライン2009』作成委員

作成：日本ラテックスアレルギー研究会
ラテックスアレルギー安全対策ガイドライン作成委員会

責任者（五十音順）

赤澤　　晃　国立成育医療センター総合診療部
松永佳世子　藤田保健衛生大学医学部皮膚科学講座

委　員（五十音順）

池澤　善郎　横浜市立大学大学院医学研究科環境免疫皮膚科学
大矢　幸弘　国立成育医療センター第一専門診療部アレルギー科
斎藤　博久　国立成育医療センター研究所免疫アレルギー研究部
柴田瑠美子　国立病院機構福岡病院小児科
内藤　　徹　福岡歯科大学総合歯科学講座
原田　　晋　はらだ皮膚科クリニック
宮坂　勝之　長野県立こども病院
近藤　康人　藤田保健衛生大学医学部小児科
矢上　晶子　藤田保健衛生大学医学部皮膚科学講座
吉田　幸一　国立成育医療センター第一専門診療部アレルギー科

(所属は刊行時)

第13章「製品リスト」の作成にあたりましては、
日本医療器材工業会、日本グローブ工業会等にご協力頂いております。

はじめに

　日常生活や医療現場で接触することの多かった天然ゴム製品。その天然ゴム製品によってアレルギーが起こることを多くの医療従事者、国民に理解をしていただけるようになったのは、アレルギーに関連する各種の学会・研究会、厚生労働省、医療用ラテックス製品製造関係企業・団体の協力の賜です。

　日本ラテックスアレルギー研究会では、医療現場でのラテックスアレルギーをゼロにするために、ラテックスフリー手袋への切り替えや医療現場でのラテックスフリー化を推奨しています。

　すべての医療従事者や患者さんにとって、ラテックスアレルギーを心配せずに医療が実現できることを願って、今回のガイドライン改訂を行いました。医療現場でも日常生活でも本ガイドラインを活用していただけることを期待しています。

平成30年10月

　　　　　　　日本ラテックスアレルギー研究会
　　　　　　　ラテックスアレルギー安全対策ガイドライン作成委員会

CONTENTS

はじめに

第1章　ラテックスアレルギー－研究の歴史とガイドライン作成－ ……………………… 1
　　1.　ラテックスアレルギー研究の歴史について ………………………………… 1
　　2.　ガイドライン作成の背景と今回の改訂について ………………………… 1

第2章　アレルギーとは …………………………………………………………………… 3
　　1.　アレルギー反応の分類 ………………………………………………………… 3
　　2.　ラテックスアレルギーはⅠ型（即時型）アレルギー反応 ……………… 5
　　3.　ゴム手袋で発症するもう一つのアレルギー ……………………………… 5

第3章　ラテックスアレルゲンへの曝露と感作の成立 ……………………………… 6
　　1.　ラテックスアレルゲン ………………………………………………………… 6
　　2.　感作経路 ………………………………………………………………………… 7

第4章　ラテックスアレルギーのハイリスクグループ …………………………… 8
　　1.　ハイリスクグループ …………………………………………………………… 8
　　2.　危険度からの分類 ……………………………………………………………… 9

第5章　天然ゴムを含む製品 …………………………………………………………… 10
　　1.　天然ゴム製品 …………………………………………………………………… 10
　　2.　医療用具における表示 ………………………………………………………… 10
　　3.　天然ゴム製手袋 ………………………………………………………………… 11

第6章　天然ゴム製品によって引き起こされる反応 ……………………………… 12
　　1.　ラテックスアレルギー（latex allergy） …………………………………… 12
　　2.　刺激性接触皮膚炎（irritant contact dermatitis） ……………………… 13
　　3.　アレルギー性接触皮膚炎（allergic contact dermatitis） ……………… 14

第7章　ラテックスアレルギーの診断 ……………………………………………… 15
　　1.　問診 ……………………………………………………………………………… 15
　　2.　皮膚テスト（プリックテスト，スクラッチテスト，使用テスト） …… 15
　　3.　ラテックス特異的IgE抗体価 ……………………………………………… 18
　　4.　確定診断 ………………………………………………………………………… 18

第8章　ラテックス-フルーツ症候群 ……………………………………………… 19
　　1.　ラテックス-フルーツ症候群とは …………………………………………… 19
　　2.　アレルゲンの交差反応性 ……………………………………………………… 20

— ⅴ —

| | | 3. ラテックス-フルーツ症候群の臨床症状 | 20 |
| | | 4. ラテックス-フルーツ症候群の診断・指導 | 20 |

第9章　緊急時の対応・治療 22
　　1. ラテックスアレルギーの重症度評価 22
　　2. 重症例（アナフィラキシー）の治療（ステージⅢまたはⅣ，グレード3または2） 23
　　3. 軽症・中等症例の治療（ステージⅠまたはⅡ，グレード1または2） 25
　　4. ラテックスアレルギーに対応するために医療機関で準備すべき医療備品 25
　　5. アドレナリン自己注射薬 25

第10章　ゴム手袋における化学物質によるアレルギー性接触皮膚炎（遅延型アレルギー） 28
　　1. 化学物質による遅延型アレルギーの背景 28
　　2. 臨床症状 28
　　3. ゴム手袋によるアレルギー性接触皮膚炎の原因アレルゲン 28
　　4. 検査方法 29
　　5. 予防・治療・生活指導・適切な手袋の選択 29

第11章　医療分野における予防と安全対策 31
　　1. 行政の対応 31
　　2. 医療現場での認識 32
　　3. 予防対策のステップ 32
　　4. 医療従事者への教育研修 34
　　5. 歯科医療従事者への提言 36
　　6. 手術室医療従事者への提言 37

第12章　日常生活での予防と安全対策 40
　　1. 日常生活での対応 40
　　2. 介護施設での対応 40
　　3. 保育所・幼稚園・学校での対応 41
　　4. 天然ゴム製手袋を頻回に使う施設での対応 41
　　5. ラテックスアレルギーと診断された患者が医療機関を受診する際の注意点 42

付録1　ラテックスアレルギーの診察に用いる問診票の一例 43
付録2　ラテックスアレルギーに関する生活指導用携帯カードの一例 45

製品リスト 46

第1章　ラテックスアレルギー―研究の歴史とガイドライン作成―

1. ラテックスアレルギー研究の歴史について

　人類が天然ゴムを利用しはじめたのは紀元前にさかのぼる。天然ゴムは、その素材の特徴として柔らかい、弾力性がある、加工のしやすさがあり、手袋、玩具、家具、靴、安全用具などの日用品から医療用の手袋、カテーテルをはじめ幅広く使用されている。

　天然ゴムラテックスは、パラゴムの木という植物から採取される樹液であり、多くのタンパク質を含有しており、人の皮膚や粘膜との接触が多くなることで感作が起こり、ラテックスアレルギーを発症するに至った。1979年に初めて明らかに天然ゴム製手袋による即時型反応と考えられる1例が報告された。その後、1980年代に入ってフィンランドのTurjanmaaらが看護師のアナフィラキシー症例とともに、病院勤務者の有症率が2.9％と高いことを報告した。米国でも二分脊椎症などの頻回手術経験者のアナフィラキシー症例の報告があり、また、ラテックスと一部の果物のアレルゲンが交差反応を示すことがわかり、ラテックス-フルーツ症候群が高頻度で起こることが明らかにされた。米国の食品医薬品局（FDA）は、1,000例以上のラテックスによるアナフィラキシー症例の報告と15例のアナフィラキシーショックによる死亡例の報告を受け、FDAと米国アレルギー・喘息・免疫学会（AAAAI/WAC）が協力して医療用ラテックス製品の品質管理と表示の法律を制定した。

　こうした背景には、医療分野におけるHIVなどの感染管理が厳しくなってきたことによる天然ゴム製手袋の使用頻度と使用量の急激な増加が大きく関わっていると分析されている。欧米では、患者数の急激な増加により十分な注意喚起がなされたこと、医療用手袋の品質管理の徹底や改良がなされたことなどにより、2000年以降はアナフィラキシーの報告は減少していると考えられている。

2. ガイドライン作成の背景と今回の改訂について

　日本国内では、急激な患者数の増加はなかったものの、アナフィラキシー症例の報告が散見されたことから、国内でのラテックスアレルギーの研究と対応を考える研究会として、1996年に「日本ラテックスアレルギー研究会」、1998年に「ラテックスアレルギーフォーラム」が設立され、症例報告を推進し、対策を講じるとともに、ガイドライン作成を行ってきた。国内でも医療用ラテックス製品の表示に関する指針が1999年に制定され、医療分野においては大きく進歩した。

　『ラテックスアレルギー安全対策ガイドライン』は、2006年に初版が作成され、2009年に第2版、2013年に第3版、今回の2018年版が第4版になる。これまで本ガイドラインでは、ラテックスアレルギーの病態、症状、診断と検査、発症予防とラテックスアレルギー患者への対応方法について、できる限り科学的根拠に基づいて記載してきた。第3版では、手袋に起因するもう一つのアレルギーである「化学物質による遅発型アレルギーである接触皮膚炎」

についても追加した。これは、天然ゴム製品の製造過程で用いられる加硫促進剤が主要なアレルゲンであり、非ラテックス製手袋でも起きている。

　今回の第4版のガイドラインの改訂では、本ガイドラインが、医師以外のメディカルスタッフに活用されている状況を鑑み、本書だけでラテックスアレルギーに対する理解と対応ができるように、アレルギーの基本とアナフィラキシー対応について充実させるとともに、最新の知見に更新した。

　本ガイドラインは、メディカルスタッフの中でも看護師が、ラテックスアレルギー患者をどのように受け入れたらよいのかを困った場合に、対応の指針として使用されることが多い。ガイドラインが辞書的に幅広く記載されていることを踏まえて、目的に合った項目を調べるのに参考となるように**表1-1**を作成した。利用していただけると幸いである。

表1-1　ラテックスアレルギーナビ

ラテックスアレルギーを知る	
症状	第6、8、10章
原因となるものは	第3、5章
ハイリスクグループ	第4章
診断と検査	第7章
医療機関でのラテックスアレルギー対策	
患者への対応	第11章
医療従事者への対応	第11章
管理者のリスクマネージメントとして	第11章
ラテックスフリーの環境	第11章
ラテックスフリーの医療用具	第11章
日常生活でのラテックスアレルギー対策	
注意が必要な日用品	第5、12章
注意が必要な施設	第12章
症状出現時、緊急時対応	第9章

第2章　アレルギーとは

1. アレルギー反応の分類

　アレルギー反応は、本来はヒトにとって有益なはずの免疫反応が、無害な抗原を有害なもの（アレルゲン）と認識して、これを排除しようとして起こる過剰な免疫反応である。アレルギー反応は、血中抗体による液性免疫反応に基づくアレルギー（GellとCoombs分類のⅠ、Ⅱ、Ⅲ型アレルギー）と、感作リンパ球による細胞性免疫反応に基づくアレルギー（GellとCoombs分類のⅣ型アレルギー）に大別される（**図2-1**、**表2-1**）[1]。

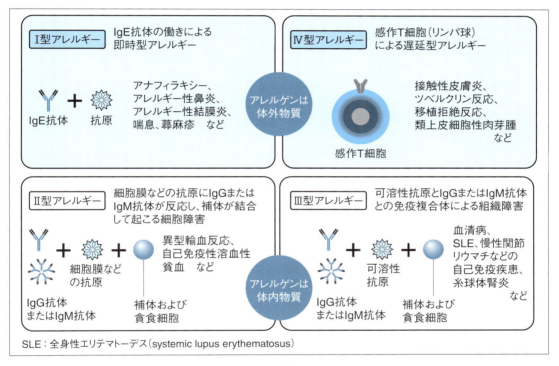

図2-1　アレルギー反応の分類（GellとCoombs）

Ⅰ型アレルギー

　Ⅰ型アレルギーは、「即時型アレルギー」、「アナフィラキシー型」とも呼ばれ、皮膚反応では15～30分で最大に達する発赤・膨疹を特徴とする即時型皮膚反応を示す。血中や組織中のマスト細胞および好塩基球上の高親和性IgE受容体（FcεRI）と結合したIgE抗体にアレルゲンが結合することにより、マスト細胞や好塩基球からヒスタミンをはじめとする種々の化学伝達物質が遊離してアレルギー反応が出現する。

Ⅱ型アレルギー

　Ⅱ型アレルギーは、「細胞障害型（細胞融解型）」というべきもので、自己の細胞および組

表2-1　アレルギー反応の分類（GellとCoombs）

型	同義語	抗体	抗原	メディエーターサイトカイン	受身伝達	皮膚反応	代表疾患
I	即時型アナフィラキシー型	IgE (IgG_4)	外来性抗原 ハウスダスト、ダニ、花粉、真菌、TDI、TMA（ハプテン）、薬剤（ハプテン）	ヒスタミン ECF--A ロイコトリエン PAFなど	血清	即時型 15〜30分で最大の発赤と膨疹	アナフィラキシーショック アレルギー性鼻炎 アレルギー性結膜炎 喘息 蕁麻疹 （アトピー性皮膚炎）
II	細胞障害型 細胞融解型	IgG IgM	外来性抗原（ハプテン） 　ペニシリンなどの薬剤 自己抗原 　細胞膜、基底膜抗原	補体系	血清		不適合輸血による溶血性貧血 自己免疫性溶血性貧血 特発性血小板減少性紫斑病 薬剤性溶血性貧血 顆粒球減少症 血小板減少症 Goodpasture症候群
III	免疫複合型 Arthus型	IgG IgM	外来性抗原 　細菌、薬剤、異種タンパク質 自己抗原 　変性IgG、DNA	補体系 リソソーム酵素	血清	遅発型 3〜8時間で最大の紅斑と浮腫	血清病 SLE、RA 糸球体腎炎 過敏性肺炎（III+IV） ABPA（I+III+IV）
IV	遅延型 細胞性免疫 ツベルクリン型	感作T細胞	外来性抗原 　細菌、真菌 自己抗原	IL-2 IFN-γ	T細胞	遅延型 24〜72時間で最大の紅斑と硬結	アレルギー性接触皮膚炎 アレルギー性脳炎 （アトピー性皮膚炎） 過敏性肺臓炎（III+IV） 移植拒絶反応 結核性空洞 類上皮細胞性肉芽腫
V	抗受容体抗体型	IgG IgM	自己抗原 　抗受容体抗体		血清		Graves病 甲状腺機能低下症 重症筋無力症

TDI：トルエンジイソシアネート（toluene diisocyanate）　　　　TMA：トリメリット酸無水物（trimellitic anhydride）
PAF：血小板活性化因子（platelet-activating factor）　　　　　　SLE：全身性エリテマトーデス（systemic lupus erythematosus）
RA：関節リウマチ（rheumatoid arthritis）
ABPA：アレルギー性気管支肺アスペルギルス症（allergic bronchopulmonary aspergillosis）

織、それに結合するハプテン（単独では免疫反応を誘導しない分子量数百以下の低分子）にIgGまたはIgM抗体が反応し、そこに補体が結合することにより細胞障害を起こす。

III型アレルギー

　III型アレルギーは、「免疫複合体型」、「Arthus型」とも呼ばれ、可溶性抗原とIgGまたはIgM抗体との結合物である免疫複合体によって生じる組織障害である。皮膚反応では皮内注射後3〜8時間で最大となる紅斑・浮腫を特徴とする炎症反応を示す。

IV型アレルギー

　IV型アレルギーは、「遅延型アレルギー」、「細胞性免疫」、「ツベルクリン型」とも呼ばれている。皮膚反応では抗原皮内注射後24〜72時間で紅斑・硬結を特徴とする炎症反応を示し、反応が強い場合には潰瘍を形成することがある。本反応は感作T細胞と抗原の反応により、感作T細胞からサイトカインが放出され細胞障害を起こす。

V型アレルギー

V型アレルギーは細胞表面上のホルモンなどに対する受容体に、抗受容体抗体が結合することにより引き起こされる反応である。抗原抗体反応の面からはV型とⅡ型とは基本的には同じような反応であり、Ⅱ型に含める場合が多く、Ⅱ型の亜型と考えられている。

2. ラテックスアレルギーはⅠ型（即時型）アレルギー反応

ラテックスアレルギーは、天然ゴム製品に含まれるゴムの木由来のラテックスタンパク質により感作され、ラテックス特異的IgE抗体が産生されて起こるⅠ型（即時型）アレルギー反応である。発症するためには、原因となるラテックスアレルゲンによる感作とアレルゲンとの再接触が必要である。この即時型反応は、原因物質である天然ゴム製品に接触するとその数秒後からはじまり数分で進行する。局所の皮膚・粘膜の痒み、発赤から蕁麻疹・粘膜浮腫となって全身性に広がり、呼吸器症状やアナフィラキシーショックを呈することがある。

3. ゴム手袋で発症するもう一つのアレルギー

近年、増加傾向にあるのがアレルギー性接触皮膚炎で、ゴム製品の製造過程で添加された化学物質への曝露により発症する。加硫促進剤が原因であることが多く、炎症は接触してから24〜48時間後にはじまるⅣ型（遅延型）アレルギー反応で細胞性免疫が関与している。皮膚症状は天然ゴム製品に直接接触した部分からさらに広がったり、浸潤性の水疱などに発展することがある。

参考文献
1）秋山一男. アレルギーとは. 臨床アレルギー学（第3版）. pp90-5, 南江堂, 東京, 2007.

第3章　ラテックスアレルゲンへの曝露と感作の成立

1. ラテックスアレルゲン

　ラテックスには、いわゆるゴムの木を原料とする天然ゴムラテックスと石油を原料とする合成ゴムラテックスがある。本ガイドラインおよび多くの医療分野において、ラテックスとは天然ゴムラテックスを指す。ラテックスアレルギーとは、天然ゴムラテックスによるアレルギー反応を指す。天然ゴムラテックスは、主にパラゴムの木（*Hevea brasiliensis*）から乳状の液体として得られる。この天然ゴムラテックスに含まれる1.5％程度のタンパク質成分がラテックスアレルギーの原因（アレルゲン）となる。このタンパク質の一部は、最終的な天然ゴム製品にまで残存してゴム手袋などの使用中に汗などにより溶出することで、アレルゲンとして作用し感作が成立する。現在までにラテックス中に含まれる15種類のコンポーネント（Hev b 1〜15）が、正式に命名・登録されている（**表3-1**）。アレルゲンに感作された50％以上の患者が感作されているコンポーネントを主要アレルゲン（major allergen）といい、ラテックスではHev b 1、Hev b 3、Hev b 5、Hev b 6がそれにあたる。

　天然ゴム製品には、手袋やカテーテルなどのように、遠心・濃縮した天然ゴムラテックスに型を浸すことにより形成・加工される製品（ディップドプロダクト）と、輪ゴムやタイヤなどのように、固形成分であるドライラバーから製成される製品がある。最終的な製品から溶出するアレルゲンの量は、ディップドプロダクトからのほうが圧倒的に多い。石油を原料とする合成ゴムラテックス製品では、即時型アレルギー反応の原因となるタンパクアレルゲ

表3-1　WHO-IUISによって正式登録されているラテックスアレルゲンコンポーネント[2, 3]

アレルゲン名	原因物質	分子量	アレルゲン強度
Hev b 1	rubber elongation factor	14kDa	二分脊椎症でのmajor allergen
Hev b 2	β-1, 3-glucanase	35, 36.5, 38	
Hev b 3	small rubber particle protein	24	二分脊椎症でのmajor allergen
Hev b 4	lecithinase homologue	53〜55	
Hev b 5	acidic structural protein	16	医療従事者でのmajor allergen
Hev b 6	hevein precursor	20	医療従事者でのmajor allergen
Hev b 7	patatin-like protein	42	
Hev b 8	profilin	15	
Hev b 9	enolase	51	
Hev b 10	superoxide dismutase（Mn）	26	
Hev b 11	class I chitinase	30	
Hev b 12	non-specific lipid transfer protein type 1	9	
Hev b 13	esterase	42	
Hev b 14	hevamine	30	
Hev b 15	serine protease inhibitor	7.5	

※1：アレルゲンに感作された50％以上の患者が感作されているコンポーネントを主要アレルゲン（major allergen）といい、Hev b 1、Hev b 3、Hev b 5、Hev b 6がラテックスの主要アレルゲンである。

※2：Hev b 6.01（プロヘベイン：分子量20kDa）は、Hev b 6.02（ヘベイン：分子量4.7kDa）とHev b 6.03（C末端測ドメイン：分子量16 kDa）からなり、重要なIgE結合部位はHev b 6.02（ヘベイン）にある。ヘベインは熱に抵抗性を有する。

ンが溶出することはない。

ラテックスアレルギーは、IgE抗体が関与する即時型アレルギー反応であり、このIgE抗体とラテックスアレルゲンが反応することで引き起こされる。したがって、天然ゴムを含むあらゆる製品が原因となり得るが、医療従事者においては、手袋が最大の原因である。また、医療用具を繰り返し使用する二分脊椎症などの患者においては、手袋以外にも、尿道カテーテルなど粘膜と頻回に触れる医療用具が主要な原因となる。

2. 感作経路

主要アレルゲンのうちHev b 1とHeb b 3は最もエアゾル化しにくいコンポーネントで、ゴム製品が直接粘膜に接触することで感作が生じると考えられており、二分脊椎症患者での主要アレルゲンとして知られている。一方、ラテックスアレルゲンへの曝露経路は、天然ゴム製品との直接的な接触に限定されない。例えば、パウダー付き天然ゴム製手袋では、滑りをよくする目的で塗布されたコーンスターチパウダーには、可溶性コンポーネントであるHev b 5とHev b 6をはじめとして多量のラテックスアレルゲンが吸着している。これらが空中に飛散し、吸入することによってもラテックスアレルゲンに曝露される。このパウダーがラテックスアレルゲンに対する感作の成立を促進するアジュバントとして作用する可能性も指摘されている[1]。また、手指に湿疹のある患者が天然ゴム製の手袋を着用した場合は、皮膚を通してのラテックスアレルゲンの曝露量が多くなり、ラテックスアレルギーに罹患する危険性が高くなる。また、単なる手荒れの状態でラテックスアレルゲンに曝露し続けると、より重篤な反応が誘発されるようになると考えられている。

アレルギー反応を引き起こす天然ゴム以外の物質に関する研究から、ある集団においてアレルゲンに対する全体的な曝露量が多くなるほど、より多くの人が感作されることが明らかにされている。感作を成立させるのに必要とされるラテックスアレルゲンへの曝露量や、アレルギー反応の誘発に必要とされるタンパク質アレルゲンの量は、いまのところ明確にはされていない。しかし、ラテックスアレルゲンへの曝露量が少なくなれば、全体として感作の割合が低くなり、また、誘発される症状の量が軽減することが報告されている[4]。

参考文献
1) Nettis E, Colanardi MC, Ferrannini A. Type I latex allergy in health care workers with latex-induced contact urticaria syndrome：a follow-up study. Allergy. 2004；59：718-23.
2) Raulf-Heimsoth M, Rihs HP, Rozynek P, et al. Quantitative analysis of immunoglobulin E reactivity profiles in patients allergic or sensitized to natural rubber latex（Hevea brasiliensis）. Clin Exp Allergy. 2007；37：1657-67.
3) Palosuo T, Lehto M, Kotovuori A, et al. Latex allergy：low prevalence of immunoglobulin E to highly purified proteins Hev b 2 and Hev b 13. Clin Exp Allergy. 2007；37：1502-11.
4) Edlich RF, Woodard CR, Pine SA, et al. Hazards of powder on surgical and examination gloves：a collective review. J Long Term Eff Med Implants. 2001；11：15-27.

第4章　ラテックスアレルギーのハイリスクグループ

　2014年に日本ラテックスアレルギー研究会会員を対象にラテックスアレルギーの発生状況を調査したところ、1999年に比べて20歳代の発症が減少し10歳未満の発症率が高くなっていた。リスクファクターの検討では、看護師の割合が減少し、アトピー体質を有する者と医療処置を繰り返す者の割合が増加していた。また、ラテックス-フルーツ症候群の罹患率が15％から40％に増加していることがわかった[1]。

1. ハイリスクグループ

　ラテックスアレルギーを起こしやすいグループは、アレルゲンとの接触とアレルギーを起こしやすい素因を持つかどうかによって決まってくると考えられる。したがって、天然ゴムを含む製品に接触する機会が多い人は、ラテックスアレルギーを起こすリスクがそれだけ高くなる。ハイリスクグループを職業、素因の有無、危険度という観点で分類すると次のようになり、グループに応じた予防対策が必要である。

1）医療従事者

　天然ゴム製の手袋や、その他の天然ゴム製品を頻繁に使用する医療従事者（医師や看護師、歯科医師、歯科衛生士、手術室のスタッフ、実験室のテクニシャン、施設の清掃員など）、医学部や歯学部、看護学部などの医療関係の学生などはハイリスクグループに相当する。近年、ラテックスフリー、パウダーフリーの手袋が医療現場に導入されてきたことにより、ラテックスアレルギーの発症率が低下してきており、このことが看護師をはじめとする医療従事者の発症頻度の低下に関係していると考えられている[2]。

2）アトピー素因を持つ人

　アトピー素因（数多くの対象物に対してアレルギー反応を起こす傾向がある素因）を持つ人はラテックスアレルギーに罹患するリスクが高く、今回の調査ではアトピー性皮膚炎の割合が増加していた[1]。また、ラテックスアレルギーはバナナ、キウイフルーツ、アボカド、クリなどに対するアレルギーと関連性があり、罹患率が増加してきていることから、このような食物アレルギーを有する人は注意が必要である[3]。

3）医療処置を繰り返し受ける人

　欧米では、1980年代から二分脊椎症を有する患者の多くがラテックスアレルゲンに感作されて、アナフィラキシーショックを起こしたことが報告されている。このように、先天的な機能障害があるために繰り返し医療処置（手袋やカテーテルなどのラテックス製品が反復して用いられる）を必要とする人や、後天的な理由でも医療処置を長期にわたって継続しなけ

第4章　ラテックスアレルギーのハイリスクグループ

ればならない患者、繰り返し手術を受けている患者は、ラテックスアレルギーに罹患するリスクが非常に高くなる。

4) 天然ゴム製手袋の使用頻度が高い人

　医療以外の分野でも、天然ゴム製手袋の使用頻度が高い職業である食品関係業、清掃業、製造業などの従事者は注意が必要である。最近では医療用ゴム手袋については種々の対策がなされるようになったが、医療用以外のゴム製品に関しては対策がほとんどなされていない。

2. 危険度からの分類

　誘発され得るアレルギー反応の危険性から分類したハイリスクグループを表4-1に示す。

表4-1　誘発され得る反応の危険性から分類したハイリスクグループ

①全身的な反応を起こす危険性が高いグループ
- 繰り返し手術を受けてきた人、特に二分脊椎症などの骨髄異形成や泌尿生殖器の先天異常のため、生後間もなくから繰り返し手術を受けてきた人。または、医療用具・機器による処置を繰り返し長期にわたって受けてきた人。
- 原因が不明確なアレルギー反応や喘息様発作など、ラテックスアレルギーに相当するような症状を手術中に経験したことがある人。
- ラテックス抗原特異的IgE抗体（特にHev b 6.02特異的IgE抗体）が陽性の人。または、ラテックスアレルゲンを用いたプリックテストが陽性の人。
- 天然ゴムと接触した際に、蕁麻疹、アレルギー性鼻結膜炎、喘息、喘息様症状などの即時型アレルギー反応を経験したことがある人。

②ラテックスアレルギーを起こす可能性が高いグループ
- パウダーが塗布された天然ゴム製の手袋を使用している人。空中に飛散したラテックスアレルゲンに曝露される可能性がある職業に就いている人。
- 天然ゴムとの交差反応性が知られているバナナ、キウイフルーツ、アボカド、クリ、トマト、パパイア、ポテトなどの植物性食品に対するアレルギー反応を経験したことがある人。
- 天然ゴム製品に対する接触皮膚炎を経験したことがある人。

③ラテックスアレルギーの可能性があり診断を受けるべきグループ
- 原因不明のアナフィラキシーショックを経験したことがある人。特に、医療処置や歯科治療中にショック症状が起こった人。
- 天然ゴム製品への偶発的な曝露（歯科治療や婦人科的な処置、あるいは風船、コンドーム、天然ゴム製手袋への接触など）の後に蕁麻疹や痒みを経験したことがある人。
- 何度も手術を受けたことがある人。

参考文献
1) 近藤康人, 川井　学, 矢上晶子, 他. ラテックスアレルギーの発生状況2015. 日本ラテックスアレルギー研究会会誌. 2015；19：41-3.
2) Korniewicz DM, Chookaew N, Brown J, et al. Impact of converting to powder-free gloves. Decreasing the symptoms of Latex exposure in operating room personnel. AAOHN J. 2005；53：111-6.
3) Wagner S, Breiteneder H. The latex-fruit syndrome. Biochem Soc Trans. 2002；30：935-40.

第5章　天然ゴムを含む製品

1. 天然ゴム製品

　天然ゴムは医療用具をはじめ個人用の保護用具、数多くの日用品・家庭用品・玩具など多くの製品に含まれている（**表5-1**）。この章では医療現場で使用する製品について記載する。

表5-1　天然ゴムを含む製品の例

医療現場で使用する製品
　天然ゴム製手袋、駆血帯、止血帯、絆創膏、蘇生用のマスク・バッグ回路、カテーテル類、ドレーン類、血圧測定用のカフ、聴診器、経口・経鼻の吸引管、歯科用ラバーダム、超音波検査機器のプローブカバー、特殊な気管チューブ、シリンジ、電極パッド、注射ポート、薬液バイアルのゴム蓋、天然ゴム製のエプロン、輪ゴムなど

家庭で使用する製品
　風船、おしゃぶり、炊事用手袋、玩具、コンドーム、自動車や自転車、工具などのハンドルグリップ、スポーツ用品、靴底、伸縮性の織物、カーペット、下着のゴム、哺乳瓶の乳首、ゴムバンド、輪ゴム、消しゴム、タイヤなど

2. 医療用具における表示

　平成11年（1999年）3月の医薬品等安全性情報153号により、天然ゴムを使用している医療用具について添付文書などが改訂された。その結果、現在では、構成される部材も含めて製品本体に天然ゴムを使用している医療用具（包装材料にのみ天然ゴムを使用しているものを除く）について、添付文書またはその容器もしくは被包に、天然ゴムを使用していること、およびアレルギー症状を生じる可能性について記載し、一層の注意を喚起することとなっている。

　具体的な記載内容は、「この製品は天然ゴムを使用しています。天然ゴムは，かゆみ，発赤，蕁麻疹，むくみ，発熱，呼吸困難，喘息様症状，血圧低下，ショック等のアレルギー性症状をまれに起こすことがあります。このような症状を起こした場合には，直ちに使用を中止し，適切な処置を施してください」となっている。

　このような状況から、天然ゴムを含む医療用具・機器を見分けることは、以前ほど困難な作業ではなくなっている。しかし、救急医療の現場では、ラテックスアレルギーの患者が受診した際に十分に対応できるように、天然ゴム製品を完全に排除した「ラテックスフリー」の環境、あるいは天然ゴムを含む製品を可能な限り代替品に置き換えた「ラテックスセーフ」の環境を、あらかじめ整えておく必要がある。

　表5-1にあるように、まずは現在使用している製品が天然ゴム製品なのかどうかを確認することが必要である。

第5章　天然ゴムを含む製品

3. 天然ゴム製手袋

　医療用・家庭用の天然ゴム製手袋は、ラテックスアレルゲンの最も重要かつ潜在的な供給源であると考えられている。

　天然ゴム製品から溶出するタンパク質のアレルゲンの定量法として、いくつかの手法が提案されており[1]、市販されている手袋の実態調査に利用されている。そして、これまでに得られた市販品調査のデータから、改良ローリー法で測定した総溶出タンパク質量が50〜100 μg/gサンプルを下回るような手袋を使用する限り、健康な人に新たな感作が成立する可能性はほとんどないと報告されている[2]。

　塩素加工処理などで表面改質を施したパウダーフリーの手袋は、一般にパウダーが塗布されている手袋に比べて溶出するタンパク質の量が少なく、最近ではその使用量が増加傾向にある。既に米国の食品医薬品局（FDA）は、1999年に"Medical Glove Guidance Manual"という文書を提案し、天然ゴム製手袋から溶出するタンパク質量の低減化と、塗布されているパウダーの量を減らすことを推奨している。しかしながら、ラテックスアレルゲンにより感作されてしまった患者は、低タンパク化されたパウダーフリーの手袋を含めて、あらゆる天然ゴム製品への曝露も避けるべきである。

　市販されている天然ゴム製品の安全性を確保する目的には、溶出するタンパク質やアレルゲンの量を定期的に抜き打ち検査し、結果を公表することが有効であろう。一般財団法人化学物質評価研究機構（http://www.subcerij.or.jp/index.html）やGuthrie Research Institute（米国、http://www.guthrie.org）、FIT Biotech社（フィンランド、http://www.fitbiotech.com/）などが、天然ゴム製品から溶出するタンパク質やアレルゲンの有料測定サービスを提供している。これまでラテックスアレルギーについて、600件を超える製造物責任の訴訟が世界中で起こっている。日本国内での訴訟の例はまだない。

参考文献
1) Tomazic-Jezic VJ, Lucas AD. Protein and allergen assays for natural rubber latex products. J Allergy Clin Immunol. 2002；110（2 Suppl）：S40-6.
2) Yip E, Cacioli P. The manufacture of gloves from natural rubber latex. J Allergy Clin Immunol. 2002；110（2 Suppl）：S3-14.

第6章　天然ゴム製品によって引き起こされる反応

天然ゴムを含む製品によって、3つのタイプの反応が起こり得る（**表6-1**）。

1. ラテックスアレルギー（latex allergy）

ラテックスアレルギー（即時型過敏症）は、刺激性接触皮膚炎やアレルギー性接触皮膚炎よりも深刻な天然ゴム製品に対する反応である。天然ゴムに含まれるタンパク質がアレルゲンとなって、感作（症状の有無にかかわらず、血液検査または皮膚テストが陽性）を成立させる。すでに感作されてしまった一部の患者には、天然ゴム製品に対する非常に低いレベルの曝露でもアレルギー反応が誘発される。

即時型のアレルギー反応は、通常、天然ゴム製品に曝露してから数分以内にはじまり、さまざまな症状を呈する。比較的穏やかな反応は、皮膚の瘙痒感や紅斑、蕁麻疹などである（**図6-1**）。より重篤な症例では、鼻水やくしゃみ、眼の刺激、喉の痒み、そして喘息様症状（息苦しさ、咳、喘鳴など）といった呼吸器系の反応を伴うことがある。

表6-1　天然ゴム製品によって引き起こされる反応

用　語	メカニズム	原　因	徴候と症状
ラテックスアレルギー	即時型過敏症、特異的IgE抗体が関与	天然ゴム製品に含まれるラテックスアレルゲンや、パウダーに吸着して空中に飛散したアレルゲンへの曝露による。	手袋を装着した手の膨疹や腫脹、痒みのある発赤。曝露から数分後に誘発されるが、手袋を脱着すると速やかに消える。 慢性化した形態では、痒みのあるアレルギー性接触皮膚炎に似る。 反応は、顔の腫れや鼻炎、眼の症状、全身性蕁麻疹、呼吸困難、喘息にまで拡大する。 稀に、重篤なアナフィラキシーショックが起きる。
刺激性接触皮膚炎	刺激	手洗い、不十分なすすぎ、擦り、防腐剤、手袋による閉塞、手袋に塗布されているパウダーなどによる。	ゴム手袋の装着時に、痒みのある皮膚炎を伴い、表面の堅い凸凹や乾き、ヒリヒリ感、水平状の割れ目などが手に出現する。
アレルギー性接触皮膚炎	遅延型過敏症（細胞性免疫）	天然ゴムの採取過程や天然ゴム製品の製造過程で添加された、化学物質への曝露による。チウラム類が原因である場合が多い。	痒みを伴う湿疹、紅斑、亀裂時に水疱を生じる凹凸やヒリヒリ感、水平状の割れ目を伴い、赤く浮き出した範囲が触診できる。前腕にまで拡大することもある。 ある感作期間を経た後、誘発に至る。ゴム手袋に接触してから数時間後に出現し、長期にわたって持続することもある。

第6章 天然ゴム製品によって引き起こされる反応

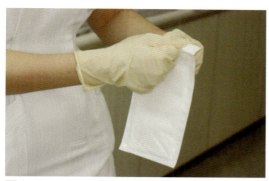
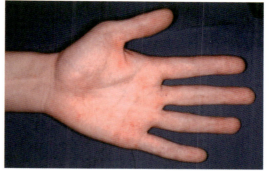

図6-1 ラテックスアレルギー(天然ゴム製ラテックス手袋による即時型アレルギー、接触蕁麻疹)

　生死に関わるような反応は、ラテックスアレルギーの最初の徴候としては稀であるが、アナフィラキシーショックにも進展し、呼吸困難、意識障害、血圧低下が起こることがある。麻酔中、手術中にショックを起こして迅速な対応が必要となった例も報告されている。

　ラテックスアレルギーの症状は、抗アレルギー薬や抗ヒスタミン薬の投与により、ある程度は軽減化させることが可能である。しかし、呼吸器症状や血圧低下などの重篤なアナフィラキシーショック反応に対しては、他の即時型アレルギーの場合と同様に、アドレナリンの投与も含めた初期対応が最も効果的である。

　ラテックスアレルギーに罹患した患者の脱感作については、現在のところ詳しくは知られていない。ラテックスアレルゲンに対する免疫応答の詳細はいまだに不明であるが、感作は永続的であると考えられている。

2. 刺激性接触皮膚炎 (irritant contact dermatitis)

　天然ゴム製品、特に天然ゴム製ラテックス手袋によって最も頻繁に起こる反応が、刺激性接触皮膚炎である。通常、手の乾き、痒み、ヒリヒリ感などとして現れる(図6-2)。この反

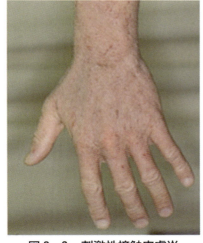
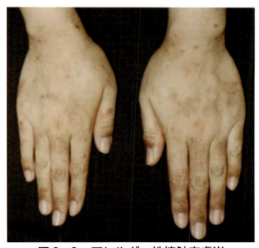

図6-2 刺激性接触皮膚炎　　　　　図6-3 アレルギー性接触皮膚炎

応は、使用した手袋による皮膚への刺激や化学物質への曝露により引き起こされる。また、この反応は、繰り返し手を洗うこと、不完全な手の乾燥、洗剤や防腐剤の使用、手袋に塗布されたパウダーへの曝露によっても起こり得る。刺激性接触皮膚炎は、アレルギー反応ではない。

3．アレルギー性接触皮膚炎（allergic contact dermatitis）

　アレルギー性接触皮膚炎（遅延型過敏症）は、天然ゴムの採取時や天然ゴム製品の製造過程で添加された、低分子量の化学物質に曝露することによりもたらされる。こうした化学物質は、漆（うるし）や金属などによる皮膚反応に似た湿疹反応を引き起こす（**図6-3**）。症状は通常、接触後数時間〜48時間後にはじまる。天然ゴム製品に直接接触した部位からさらに広がったり、浸潤性紅斑や水疱などに進展したりすることもある。

　アレルギー性接触皮膚炎の診断にはパッチテストを実施する（第7章参照）。皮膚症状を誘発したゴム手袋などのゴム製品、正式に認可された試薬を2日間閉塞形式で健常な皮膚（上背部や上腕外側）に貼布し、数日間にわたって反応を観察する。陽性反応は、皮膚の貼布部位に紅斑、浸潤、丘疹、小水疱などとして現れる。

第7章　ラテックスアレルギーの診断

　ラテックスアレルギーは、IgE抗体を介した即時型（Ⅰ型）アレルギー反応であり蕁麻疹やアナフィラキシーショックが誘発される[1]。

　ラテックスアレルギーが疑われる患者が受診した際には、詳細な問診によって臨床症状を確認すると同時に検査を実施し、確定診断を行う。検査は、通常、皮膚テストとしてプリックテスト、スクラッチテスト、使用テストが、血液検査としてアレルゲン特異的IgE抗体測定（CAP-FEIA法、AlaSTAT法など）が行われる。

1．問診

　検査に先立ち、原因検索に役立つ情報を得るために、患者に詳しく病歴を尋ねる。
- (1) どのような製品（ゴム手袋など）を、どのように使用（接触）し、どのような症状（皮疹や全身症状、持続時間など）が出現したかを確認する。
- (2) 患者の職業（医療従事者など）や手術歴などハイリスクグループかどうかを確認する。また、アトピー疾患（アトピー性皮膚炎、食物アレルギー、アレルギー性結膜炎、アレルギー性鼻炎、喘息など）の合併、果物アレルギーや花粉症の有無について確認する。

2．皮膚テスト（プリックテスト，スクラッチテスト，使用テスト）

1）プリックテスト

　プリックテストは水溶性アレルゲンに高い感度を示し、ショックの危険性は皮内テストに比べて低い。天然ゴム製ラテックス製品に対するアレルギーを安全に検査することができる。

(1) アレルゲンの準備

①**天然ゴム製ラテックス製品**：天然ゴム製ラテックス手袋などの天然ゴム製品1gを1cm角の小片に切断後、5mLの滅菌生理食塩水（以下、生食）に浸して30分間浸透した後に攪拌し抽出液とする。この抽出液を原液として、生食で10、100、1,000倍に希釈した溶液を作製し、1,000倍希釈液から検査を開始する。ただし、この方法で作製した抽出液はラテックスのアレルゲン量を定量していない。含有するタンパク量の低いゴム製品から作製した抽出液は偽陰性を示すことがあるので注意が必要である。

②**リコンビナントラテックスアレルゲン**：検査用リコンビナント（以下、r）アレルゲン（皮膚テストおよびELISA用）としてrHev b 1、3、5、6.01、6.02、8、9、10、11（Biomay AG Vienna Competence Center Lazarettgasse 19 1090 Vienna Austria）が市販され、利用可能である。

③**野菜や果物**：ラテックス-フルーツ症候群の検査においては新鮮な野菜や果物を用いる。

(2) プリックテストの実際[2]

①**必要な器具**：検査に使用する針は、SmartPractice®プリックランセット（株式会社スマートプラクティスジャパン、神奈川）、バイファケイティッドニードル®（東京エム・アイ商会、

東京)、陰性コントロールとして滅菌生理食塩水、陽性コントロールとしてアレルゲンスクラッチエキス陽性対照液「トリイ」ヒスタミン二塩酸塩®（鳥居薬品、東京)、アレルゲン（ラテックス抽出液、リコンビナントアレルゲン、果物など)、消毒綿（イソプロパノールや70%エタノール)、タイマー、定規やツベルクリン反応判定板（紅斑と膨疹を区別するためにはツベルクリン反応判定用硝子板がよい)、ティッシュペーパー、アレルゲンをプリックする部位に貼付するシールなどを準備する。

②プリックテストの手技（図7-1）：テストは前腕屈側で行う。①皮膚を消毒綿で消毒し、乾いてからアレルゲンを1滴置く、②プリックランセットで皮面に対して直角にアレルゲンを貫いて静かに1度刺す、③アレルゲンをティッシュペーパーで拭き取る、④15分後に判定する。

果物や野菜の場合は、prick by prick testを行う（図7-2）。具体的には、果物（バナナ、アボカド、キウイフルーツなど）に直接プリック針を刺し、これを皮膚に垂直に刺す。

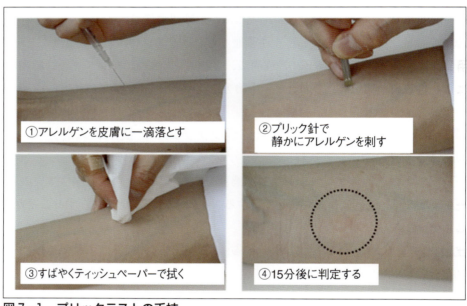

図7-1　プリックテストの手技

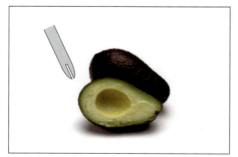

図7-2　prick by prick test
果肉に直接プリック針を刺し、そのまま皮膚に刺す。

16

第7章　ラテックスアレルギーの診断

③プリックテストの判定：15分後に膨疹の直径mm（最長径とその中点に垂直な径の平均値）を測定する（図7-3）。ヒスタミン径の2倍を（4＋）、同等を（3＋）、2分の1を（2＋）、2分の1より小さく、滅菌生理食塩水より大きいものを（1＋）、滅菌生理食塩水と同等を（－）と判定する。判定結果（2＋）以上を陽性とする。

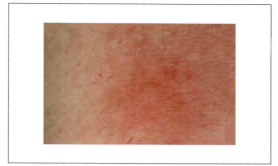

図7-3　プリックテスト陽性反応

2）スクラッチテスト

プリックテストが陰性の場合はスクラッチテストに進む。この検査は、患者の前腕屈側にプリック針ないしは細い注射針（23G）で皮膚に対し出血しない程度に線状の傷をつけてアレルゲンとの反応を見る。判定はプリックテストと同様である。

3）使用テスト（誘発テスト）

問診による臨床症状とプリックテストの結果が食い違った場合は、実際に天然ゴム製ラテックス手袋を装着することにより即時型アレルギー反応が誘発されるかどうかを調べる（図7-4）。まず、水で濡らした1指に天然ゴム製ラテックス手袋を、コントロールとして反対側の1指に合成ゴム製手袋を15分間装着し、痒みや紅斑、膨疹の出現を観察する。症状が出現しなかった場合は、さらに、濡らした片側の手に天然ゴム製ラテックス手袋

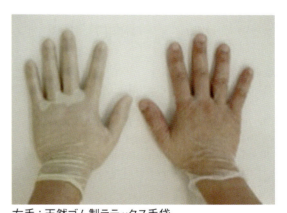

左手：天然ゴム製ラテックス手袋
右手：合成ゴム製手袋
図7-4　使用テスト

を、反対側の手に合成ゴム製手袋を15分間装着し、症状が出現した場合を陽性と判定する。

4）皮膚テストを行う際の注意点

ラテックスアレルギーなどの即時型アレルギーに対する皮膚テストにおいて注意すべき点を以下に挙げる。

(1) 既往歴を詳しく聞き、全身症状が出現した症例にはアレルゲン抽出液の希釈系列を作製し、低い濃度の抽出液から検査を行う。

(2) 偽陰性、偽陽性に注意する。偽陰性を回避するために、①患者に内服薬を中止することを指示する（抗アレルギー薬は3日間程度の休薬期間が必要）、②同一部位で繰り

返しテストをしない。

　　偽陽性を正しく判断するために、①日程を変更し再テストを行う、②機械性蕁麻疹を確認する、③アレルゲンを再度調整する。

(3) 標準化されていないアレルゲンのテストではコントロールをとる。

(4) 常にアナフィラキシー反応のリスクを考慮し、対応できる準備を行う。

3．ラテックス特異的IgE抗体価

　ラテックス特異的IgE抗体価は、CAP-FEIA法またはAlaSTAT法で測定し、前者ではクラス2以上の結果を、後者ではクラス1以上の結果を陽性と判断している。ラテックスアレルゲンとしてヘベイン（Hev b 6.02）（ImmunoCAP Allergens, Thermo Fisher Scientific Inc）も保険収載されている。

　血中特異的IgE抗体値は、偽陽性あるいは偽陰性の結果がもたらされる例が少なくない[3]。

4．確定診断

　問診において天然ゴム製品による即時型アレルギー反応があり、かつ、プリックテスト、スクラッチテストまたは使用テストが陽性の症例を確実例とする。

参考文献

1) von Krogh G, Maibach HI. The contact urticaria syndrome－an updated review. J Am Acad Dermatol. 1981；5：328-42.
2) Jean-Marie Lachapelle, Howard I Maibach：Patch testing and prick testing（A practical guide second edition）, Springer-Verlag Berlin Heidelberg, 144, 2009.
3) 冨高晶子, 松永佳世子, 秋田浩孝, 他. ラテックスアレルギー30例の重症度と特異IgE抗体, 皮膚テストの関連性. 日皮アレルギー. 1999；7：28-35.

第8章　ラテックス-フルーツ症候群

1. ラテックス-フルーツ症候群とは

　ラテックスアレルギーの患者の30～50％[1]が、種々の新鮮な果物（表8-1）やその加工品を摂取した際に、口腔アレルギー症状、喘鳴、蕁麻疹やアナフィラキシーなどの即時型アレルギー反応を経験することがある。これは「ラテックス-フルーツ症候群」と呼ばれる現象である[2]。この病態生理として、果物や野菜に含まれるアレルゲンとラテックスアレルゲンとの間のアミノ酸配列の類似性（図8-1）に起因するIgEの交差反応性による機序が考えられている。特に交差リスクの高い食品（ハイリスク群）としてアボカド、キウイフルーツ、バナナ、クリの4品目が知られている。

表8-1　これまでラテックス-フルーツ症候群として報告された主な食品

ハイリスク群：アボカド、バナナ、クリ、キウイフルーツ その他：イチジク、パイナップル、パパイア、パッションフルーツ、モモ、西洋梨、クルミ、ヘーゼルナッツ、アーモンド、グレープフルーツ、メロン、イチゴ、ジャガイモ、トマト、ほうれん草、レタス、セロリ、多種スパイスなど（ただし記載されていない食品でも起こすことがある）

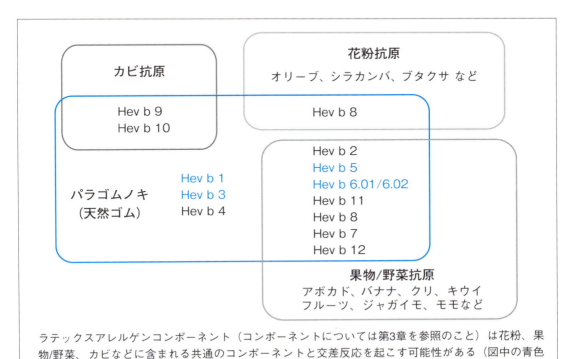

図8-1　ラテックスアレルゲンコンポーネントと交差反応を起こし得るアレルゲン

2. アレルゲンの交差反応性

皮膚、気道を経て侵入したラテックスアレルゲンに生体が感作されると、ラテックス特異的IgE抗体がB細胞から産生される。ラテックスアレルゲンが植物由来タンパク質であることから、果物や野菜に含まれるタンパク質がラテックスアレルゲンと類似構造を有する場合にIgEが交差反応を起こすことがある。この交差反応の代表的な原因タンパク質（コンポーネント）としてヘベイン（Hev b 6.02）が知られている（第3章参照）。

アボカド、バナナ、クリに含まれるクラス1キチナーゼというタンパク質はラテックスヘベインとアミノ酸配列が高率に類似しており、ラテックス患者がこれらタンパク質を経口的に体内に取り込んだ際に交差反応性を来す可能性がある。

3. ラテックス-フルーツ症候群の臨床症状

ラテックス-フルーツ症候群の臨床症状は多彩である。口腔アレルギー症候群（食品摂取後の口腔内違和感やピリピリ感）のように口腔局所に限局する軽度のものから、全身性蕁麻疹やアナフィラキシーショックなどのように重篤な全身症状に至るものまである。

ラテックス-フルーツ症候群の患者には、天然ゴム製品の接触回避指導に限らず、症状を引き起こした食品およびその食品を含有する加工食品の除去を指導する。

4. ラテックス-フルーツ症候群の診断・指導
1）診断と管理のポイント

ラテックス-フルーツ症候群の診断・管理においては、問診が最も重要である。

①過去にラテックス関連食品に明らかなアレルギーの既往歴があれば検査は必ずしも必要ではなく、その食品は加工品を含めて除去する。ただし、症状が口腔のみに限局する食品は加熱すると食べられる場合がある。

②ラテックス関連食品で、既往歴のない食品に対する検査は、その結果によって本来はする必要のない除去・回避をもたらし得るため、慎重に感作状況を評価する。

③抽出アレルゲンや新鮮な食品での皮膚プリックテストや血中IgE抗体検査、食物経口負荷試験は、交差反応の可能性を調べる必要性がある場合に実施する。

④スクリーニング的に行った血液検査や皮膚テストが陽性であっても、現在食べていて誘発症状がない食品の場合は、ハイリスクグループを除き除去は不要である。

2）検査
（1）皮膚テスト

ラテックス-フルーツ症候群の診断に用いる皮膚テストとしては、prick by prick testが有用である（第7章参照）。まず、新鮮な食品にバイファケイテッドニードル®、プリックランセットを直接刺して、直後に被験者の前腕屈側の皮膚に穿刺する。結果は、ラテックスアレル

ギーの診断におけるプリックテストの場合と同様に、陽性・陰性コントロールの結果と比較することにより判定する[3]。

皮膚テストは稀に局所の強い反応やアナフィラキシーを誘発することもあるため、経験を積んだスタッフによって行われるべきである。特に、問診で重篤な全身症状を来した症例では、血液検査を利用したほうが安全である。

(2) 血液検査

血液検査は安全性が高く、抗ヒスタミン薬などの薬剤を使用中でも検査が可能であり、また、多数のアレルゲンに対する反応性を同時に調べられるなどの利点を有する。しかし、測定できる食品が限られていることや、偽陽性や偽陰性の結果が出ることがあるため、判定には注意が必要である。ラテックス粗抗原に加え、コンポーネント（Hev b 6.02）特異的IgE抗体の測定により、より精度の高い診断が可能となった。

(3) 食物経口負荷試験

問診や前述の検査から疑わしい食品を数回に分けて漸増しながら食べさせて判定する方法は最も確実な診断方法であるが、アナフィラキシーショックのような強い反応が誘発される可能性があり、専門医療機関で十分な経験を有した医療スタッフにより、緊急対応が可能な体制を整備して行うことが望ましい。

また、口腔アレルギー症候群を呈する症例の場合は、疑わしい果物や野菜の切片を被験者の舌下に接触させ、局所のアレルギー症状が誘発されるかどうかを確かめる舌下食物誘発試験が有用である。

参考文献

1) Wagner S, Breiteneder H. The latex-fruit syndrome. Biochem Soc Trans. 2002；30：935-40.
2) Isola S, Ricciardi L, Saitta S, et al. Latex allergy and fruit cross-reaction in subjects who are nonatopic. Allergy Asthma Proc. 2003；24：193-7.
3) Dreborg S. Diagnosis of food allergy：tests *in vivo* and *in vitro*. Pediatr Allergy Immunol. 2001；12 Suppl 14：24-30.

第9章　緊急時の対応・治療

　ラテックスアレルギーの即時型アレルギー症状の重症度は、局所の接触蕁麻疹からアナフィラキシーショックまで幅広い。そのため、それぞれの症状に応じた治療および予防のための生活指導が必要になる。医療従事者には、特にアナフィラキシーショックなどの緊急時への準備、対応や一般的な日常生活における生活指導が求められる。ここでは緊急時の対応・治療について述べ、日常生活における生活指導については第12章を参照していただきたい。

1. ラテックスアレルギーの重症度評価

　まず、症状の重症度を評価して治療にあたる。重症度評価には、Krogh & Maibachの接触蕁麻疹症候群の分類[1]（表9-1）や、『食物アレルギー診療ガイドライン2016』にも収載され

表9-1　ラテックスアレルギーの重症度[1]（参考：接触蕁麻疹症候群の分類をもとに作成）

皮膚に限局
　ステージⅠ：接触部位に限局する蕁麻疹
　ステージⅡ：全身蕁麻疹/血管浮腫
全身症状へ拡大
　ステージⅢ：蕁麻疹/気道症状・消化器症状
　ステージⅣ：アナフィラキシーショック

表9-2　アナフィラキシーの重症度分類[2]

		グレード1（軽症）	グレード2（中等症）	グレード3（重症）
皮膚・粘膜症状	紅斑・蕁麻疹・膨疹	部分的	全身性	←
	瘙痒	軽い瘙痒（自制内）	強い瘙痒（自制外）	←
	口唇、眼瞼腫脹	部分的	顔全体の腫れ	←
消化器症状	口腔内、咽頭違和感	口、のどの痒み、違和感	咽頭痛	←
	腹痛	弱い腹痛	強い腹痛（自制内）	持続する強い腹痛（自制外）
	嘔吐・下痢	嘔気、単回の嘔吐・下痢	複数回の嘔吐・下痢	繰り返す嘔吐・便失禁
呼吸器症状	咳嗽、鼻汁、鼻閉、くしゃみ	間欠的な咳嗽、鼻汁、鼻閉、くしゃみ	断続的な咳嗽	持続する強い咳き込み、犬吠様咳嗽
	喘鳴、呼吸困難	—	聴診上の喘鳴、軽い息苦しさ	明らかな喘鳴、呼吸困難、チアノーゼ、呼吸停止、$SpO_2 \leqq 92\%$、締めつけられる感覚、嗄声、嚥下困難
循環器症状	脈拍、血圧	—	頻脈（+15回/分）、血圧軽度低下[*1]、蒼白	不整脈、血圧低下[*2]、重度徐脈、心停止
神経症状	意識状態	元気がない	眠気、軽度頭痛、恐怖感	ぐったり、不穏、失禁、意識消失

*1：血圧軽度低下：1歳未満<80mmHg、1～10歳<[80+（2×年齢）mmHg]、11歳～成人<100mmHg
*2：血圧低下　　：1歳未満<70mmHg、1～10歳<[70+（2×年齢）mmHg]、11歳～成人<90mmHg

（『食物アレルギー診療ガイドライン2016』より）

第9章　緊急時の対応・治療

ている臨床所見による重症度分類（**表9-2**）[2]を利用するとよい。

　接触蕁麻疹症候群のステージ分類ではステージⅢ以上を、アナフィラキシーガイドラインの重症度分類ではグレード3の症状を含む複数臓器の症状またはグレード2以上の症状が複数ある場合をアナフィラキシーと判断する。

2．重症例（アナフィラキシー）の治療（ステージⅢまたはⅣ，グレード3または2）

1）初期治療

　初期対応は、まずバイタルサインを確認すると同時に、周囲に助けを呼び、人を集める。アナフィラキシーを発症した際には、体位変換を契機として急変する可能があるため[3]、急に座らせることや立ち上がらせることを避けて、患者を仰臥位にして下肢を挙上させる体位をとる。

　高流量（6〜8L/分）の酸素投与を開始するとともに直ちにアドレナリン（0.01mg/kg）を大腿の前外側に筋肉注射する（**図9-1**）。必要に応じて10〜15分ごとに再投与する。また、循環血液量を保つために、太めの血管内留置カテーテルで静脈ルートを確保し、生理食塩水や細胞外液などを急速（最初の5〜10分間での投与速度は成人では5〜10mL/kg、小児では10mL/kg）に投与する。

　治療を行うにあたり、医療従事者はラテックスフリーの手袋を使用して、酸素マスクやアンビューバッグ、尿道カテーテルなど、皮膚や粘膜に触れる物はすべてラテックスフリーで対応する。また、点滴ルートやバイアル瓶などに天然ゴムの含有の有無を確認して、必要があれば除去する。

（1）アドレナリンの投与（表9-3）

　アドレナリンの投与にあたっては、**表9-2**に示すように、重症度・症状を確認する。アドレナリンは製剤として、ボスミン®注1mg、アドレナリン注0.1%シリンジ「テルモ」、エピペン®注射薬0.15mg/0.3mgが使用できる。アドレナリンは筋肉内注射で投与する。蘇生などの緊急時には、アドレナリンとして、通常、成人1回0.25mgを超えない量を生理食塩液な

表9-3　アドレナリンの投与方法

> ①適応
> ・アナフィラキシーの重症度分類（表9-2）におけるグレード3の症状
> ・アナフィラキシーの既往がある場合や症状の進行が激烈な場合のグレード2の症状
> ・気管支拡張薬の吸入で改善しない呼吸器症状
> ②投与量
> ・ボスミン®注1mgまたはアドレナリン注0.1%シリンジ「テルモ」0.01mg/kg（0.01mL/kg）
> 　最大量：成人0.5mg，小児0.3mg
> ・必要に応じて5〜15分ごとに再投与可
> ③投与経路と部位
> 　筋肉内注射（大腿部中央の前外側）

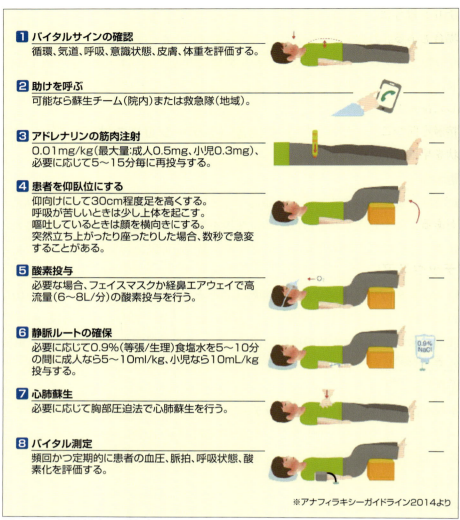

図9-1　初期対応の手順[4]

どで希釈し、できるだけゆっくりと静注する。

(2) アドレナリン以外の薬物治療

　アナフィラキシーでは、アドレナリンが第1選択薬であるが、追加治療として抗ヒスタミン薬の静脈内投与（クロルフェニラミンなど）、気管支拡張薬の吸入を検討する。2相性反応の予防を目的としてステロイド薬（ヒドロコルチゾンやメチルプレドニゾロン）が使用されることがある。

2）初期治療に反応が乏しい場合

　アナフィラキシーの初期治療を行っても反応が乏しい場合には、救命救急医や麻酔科医などからなる院内の蘇生専門チームによる対応が望ましい。ショック症状が改善しなければ、アドレナリンの静脈内投与や昇圧薬などが必要となることもある。また、喉頭浮腫があり、

第9章　緊急時の対応・治療

アドレナリン投与によって気道狭窄が改善しない場合は気管挿管、さらに気管切開や穿刺が必要な場合もある。

3．軽症・中等症例の治療（ステージⅠまたはⅡ，グレード1または2）

接触した部位に生じた蕁麻疹の場合（ステージⅠ）は、通常は原因となったラテックス製品との接触を断つことで症状は1時間以内に自然に消退する。接触した部位を水でよく洗浄し、症状を早期に消退させるために抗ヒスタミン薬を内服させる。

接触部位を超えて蕁麻疹が全身に拡大する場合（ステージⅡ）は、抗ヒスタミン薬を内服させて、呼吸器症状や消化器症状など、症状の拡大や進行がないかどうかを繰り返し観察する必要がある。

4．ラテックスアレルギーに対応するために医療機関で準備すべき医療備品

治療や検査に必要な医療機器、そして救急カートなどの緊急物品は、すべてラテックスフリーで揃えておくことが望ましい（表9-4）。

表9-4　医療機関で準備すべき医療備品

①治療のための医療機器
・酸素
・ラテックスフリーのリザーバー付きアンビューバッグ
・ラテックスフリーの使い捨てフェイスマスク（乳児用、幼児用、小児用、成人用）
・経鼻エアウェイ
・酸素マスク、鼻カニューレ、ラリンンジアルマスク
・吸引医療機器
・挿管用医療機器
・静脈ルートを確保するための用具一式（ラテックスフリーの駆血帯含む）
・輸液のための備品一式
・心肺停止時、心肺蘇生に用いるバックボード
・ラテックスフリーの手袋
②測定のための医療機器
・聴診器
・血圧計、血圧計測定用カフ（乳幼児用、小児用、成人用、肥満者用）
・時計
・心電図計および電極
・パルスオキシメーター
・除細動器
・記録用紙
・アナフィラキシーの治療のための緊急用プロトコール

5．アドレナリン自己注射薬

過去にアナフィラキシーを発症した患者や、強くその既往が疑われる患者には、再度重篤な症状が誘発される場合への対応として、抗ヒスタミン薬に加えて、アドレナリン自己注射

薬（エピペン®）を処方し、携帯を指導する。

　エピペン®は体重に応じて2種類あり、体重15〜30kg未満用の「エピペン®注射液0.15mg」と体重30kg以上用の「エピペン®注射液0.3mg」がある。患者には処方前に使用方法や注意点などについて十分に説明し、さらに医師が使用方法、使用のタイミング、そして保管の方法を指導したうえで処方する。なお、本製剤の処方に際しては医師が講習を受けることが必要である。

1）エピペン®の使用方法

　エピペン®の使用方法については、図9-2のように写真付きの説明書と「エピペン練習用トレーナー」（製薬企業の無償貸与）を使用しながら実践的に行う。エピペン®の再処方時にも繰り返し指導を行う。

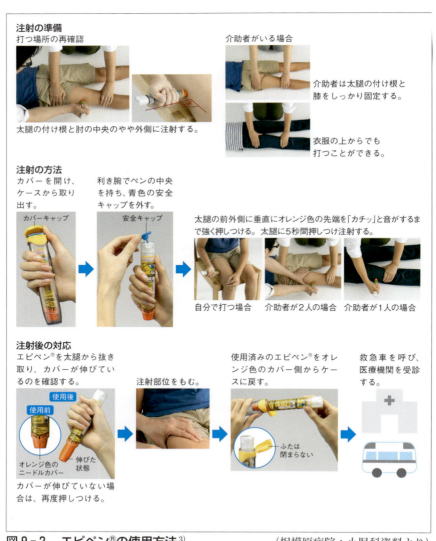

図9-2　エピペン®の使用方法[3]　　　　　　　（相模原病院：小児科資料より）

第9章　緊急時の対応・治療

2）一般向けエピペン®の適応（日本小児アレルギー学会）

　エピペン®を携帯している患者がどのような症状の際に使用すべきかについて、日本小児アレルギー学会から**表9-5**のように適応が示されている。使用のタイミングについてこの基準をもとに説明し、紙に書いて渡すことが望ましい。

表9-5　一般向けエピペン®の適応（日本小児アレルギー学会）

エピペン®が処方されている患者でアナフィラキシーショックを疑う場合、
下記の症状が一つでもあれば使用すべきである。

消化器の症状	・繰り返し吐き続ける	・持続する強い（がまんできない）おなかの痛み	
呼吸器の症状	・のどや胸が締め付けられる ・持続する強い咳込み	・声がかすれる ・ゼーゼーする呼吸	・犬が吠えるような咳 ・息がしにくい
全身の症状	・唇や爪が青白い ・意識がもうろうとしている	・脈を触れにくい・不規則 ・ぐったりしている	・尿や便を漏らす

当学会としてエピペン®の適応の患者さん・保護者の方への説明、今後作成される保育所（園）・幼稚園・学校などのアレルギー・アナフィラキシー対応のガイドライン、マニュアルはすべてこれに準拠することを基本とする。

参考文献
1) von Krogh VG, Maibach HI. The contact urticaria syndrome－an updated review. J Am Acad Dermatol. 1981；5：328-42.
2) 柳田紀之, 宿谷明紀, 佐藤さくら, 他. 携帯用患者家族向けアレルギー症状の重症度評価と対応マニュアルの作成および評価. 日小ア誌. 2014；28：201-10.
3) Pumphrey RS. Fatal posture in anaphylactic shock. J Allergy Clin Immunol. 2003；112：451-2.
4) 日本アレルギー学会Anaphylaxis対策特別委員会. アナフィラキシーガイドライン. 2014.

第10章　ゴム手袋における化学物質によるアレルギー性接触皮膚炎（遅延型アレルギー）

1．化学物質による遅延型アレルギーの背景

　接触皮膚炎は、外来性の物質、主に化学物質が皮膚に接触することによって発症する反応を指す皮膚の炎症である。発症機序によってアレルギー性接触皮膚炎（遅延型・Ⅳ型アレルギー）や刺激性接触皮膚炎、光が関与する光接触皮膚炎などに分類される。アレルギー性接触皮膚炎は、皮膚に接触する分子量が1,000以下の化学物質により誘発される遅延型（Ⅳ型）アレルギーであり、臨床症状としては痒みを伴う湿疹反応、いわゆる"手荒れ"を生じる。ゴム手袋には、通常、製造の段階において加硫促進剤や老化防止剤などの化学物質が添加されており、これらがアレルギー性接触皮膚炎の原因となる[1]。ゴム手袋によるアレルギー性接触皮膚炎は医療従事者の職業性皮膚疾患の一つとされ[2]、加硫促進剤は主な原因であり、これは天然ゴム、合成ゴムのどちらの手袋にもほとんどの製品で含まれている。

2．臨床症状

　ゴム手袋によるアレルギー性接触皮膚炎では、痒みを伴う紅斑、浮腫、漿液性丘疹、乾燥、亀裂が手指に出現し、慢性に経過すると苔癬化し、難治化する（図10-1）。

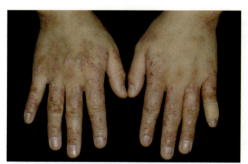

図10-1　アレルギー性接触皮膚炎

3．ゴム手袋によるアレルギー性接触皮膚炎の原因アレルゲン

　ゴム製品を製造する際にはさまざまな化学物質が添加されているが、その中の加硫促進剤は主な原因アレルゲンとされる。ゴムの弾性を作り出すためにはゴムを架橋させる物質の添加が必要であり、架橋には硫黄がよく使われる。硫黄による架橋を「加硫」といい、加硫によりゴムは弾性、耐熱性、耐疲労特性を持つ。また、「加硫」には時間を要するため、加硫時間の短縮とゴム製品の物性の安定化を得ることを目的に「加硫促進剤」が使用される[3]。

　代表的な加硫促進剤としては、チウラム系化合物、ジチオカーバメイト系化合物、メルカ

第10章　ゴム手袋における化学物質によるアレルギー性接触皮膚炎（遅延型アレルギー）

プト系化合物などが挙げられる。その他、老化防止剤ではN-イソプロピル-N-フェニル-p-フェニレンジアミンなどが挙げられる。わが国におけるアレルギー性接触皮膚炎の主要なアレルゲンである、加硫促進剤関連試薬であるチウラムミックス〔tetramethylthiuram disulfide（TMTD）、tetraethylthiuram disulfide（TETD）、tetramethylthiuram monosulfide（TMTM）、tetrabuthylthiuram disulfide（TBTD）、dipentamethylenethiuram tetrasulfide（DPTT）〕の陽性率は、1994年以降2〜3％で推移してきたが、2010年度、2011年度は5.2％、5.3％と増加し、その後、2012年度、2013年度は再び3％台と陽性率が下がり、2014年度は再び5.4％と増加しており、ゴム製品の感作が増えていることが予想されると報告されている[4]。

4．検査方法

　アレルギー性接触皮膚炎の原因を明らかにするためにはパッチテストを施行する。パッチテストを行う際には、患者が使用していたゴム手袋に加えて、代表的な加硫促進剤や老化防止剤を含むパッチテストパネル® （S）（佐藤製薬）を貼布することが勧められる。

5．予防・治療・生活指導・適切な手袋の選択

　アレルゲンの回避がアレルギーの発症を防ぐ唯一の方法であるため、手荒れなどの症状が出現した際には原因と考えられるゴム手袋の使用を中止・変更して、手湿疹の治療を行う。

（1）治療：接触皮膚炎を含む手湿疹に対しては外用ステロイド薬の有効性が示されている[5]。症例によっては経口ステロイド薬や抗ヒスタミン薬が使用される[6]。

（2）バリアクリーム，保湿剤：アレルギー性ではない湿疹、つまり刺激性接触皮膚炎の予防としてはバリアクリームを使用することが推奨されている[7, 8]。バリアクリームがアレルギー性接触皮膚炎を予防するエビデンスはないが、スキンケアとしてバリアクリームを塗布し皮膚のバリア機能を高めておくことは有用である。

（3）手袋使用時の工夫：長時間のゴム手袋の使用はバリア機能を障害するため、ゴム手袋の下に綿の手袋を使用することが勧められる。多くの職業・職場で手袋を使用することは必須であることが多いが、手袋の使用時間を最小限にし、ゴム手袋に綿の手袋を併用するなどの対策を行えば皮膚バリア機能障害を防ぐことができる。

（4）適切な手袋の選択—加硫促進剤フリーゴム手袋：現在、加硫促進剤を含まない手袋が市販されており（表10-1、表10-2）、医療現場などの職場において使用する手袋は原材料を確認して選択することが勧められる。有料であるが、一般財団法人化学物質評価研究機構（http://www.cerij.or.jp）で残留化学物質量を分析し、安全性を検討することも可能である。しかし、含有した加硫促進剤が検出されなくてもアレルギー性接触皮膚炎を発症することがあるため、適宜パッチテストなどで原因物質を確認するとともに、医療施設で手袋を購入する際には、

製造過程における加硫促進剤含有の有無を製造会社に確認することが勧められる[9]。

表 10 - 1　手術用加硫促進剤フリーゴム手袋一覧

製造販売業者名	販売名
東レ・メディカル㈱	センシタッチ・プロ・センソプレン・ソフト
東レ・メディカル㈱	センシタッチ・プロ・センソプレン
東レ・メディカル㈱	センシタッチ・プロ・センソプレン・グリーン
東レ・メディカル㈱	センシダーム・ノーパウダー
㈱ジェイ・エム・エス	ガメックス パウダーフリー AF・マイクロフィット
㈱ジェイ・エム・エス	ガメックス パウダーフリー AF マイクロ
㈱ジェイ・エム・エス	ダーマプレン ノーパウダー
㈱ホギメディカル	テクラップF4
㈱インターメド ジャパン	ダーマテックス
メドライン・ジャパン合同会社	ダームアシュアグリーン
メンリッケヘルスケア㈱	バイオジェル ネオダーム
三興化学工業㈱	サンコー シルキーフィット ゼロ
三興化学工業㈱	サンコー シルキーフィット コリウム

表 10 - 2　検査検診用加硫促進剤フリーゴム手袋一覧

製造販売業者名	販売名
ミドリ安全㈱	キマックスセブンスセンス　SF-7000
ミドリ安全㈱	キマックスセブンスセンス　SF-5300
A.R.メディコム・インク・アジア・リミテッド（メディコムジャパン）	メディコムセーフタッチ　ニトリルグローブ　パウダーフリー（プラチナホワイト／ブルー）
宇都宮製作㈱	プロプラス　ニトリルフィット　ME-PF

参考文献

1) Higgins CL, Palmer AM, Cahill JL, et al. Occupational skin disease among Australian healthcare workers：a retrospective analysis from an occupational dermatology clinic, 1993-2014. Contact Dermatitis. 2016；75：213-22.

2) 日本職業・環境アレルギー学会ガイドライン専門部会. 職業性アレルギー疾患診療ガイドライン2016. 協和企画, 東京, 2016, pp76-121.

3) 小松智幸. 加硫促進剤. 日本ゴム協会誌. 2009；82：33-8.

4) 鈴木加余子, 松永佳世子, 矢上晶子, 他. ジャパニーズスタンダードアレルゲン (2008) 2013年度・2014年度陽性率. J Environ Dermatol Cutan Allergol. 2017；11：234-47.

5) Veien NK, Olholm Larsen P, Thestrup-Pedersen K, et al. Long-term, intermittent treatment of chronic hand eczema with mometasone furoate. Br J Dermatol. 1999；140：882-6.

6) Faghihi G, Iraji F, Shahingohar A, et al. The efficacy of '0.05％ Clobetasol＋2.5％ zinc sulphate' cream vs. '0.05％ Clobetasol alone' cream in the treatment of the chronic hand eczema：a double-blind study. J Eur Acad Dermatol Venereol. 2008；22：531-6.

7) Held E, Agner T. Effect of moisturizers on skin susceptibility to irritants. Acta Derm Venereol. 2001；81：104-7.

8) Lodén M. Barrier recovery and influence of irritant stimuli in skin treated with a moisturizing cream. Contact Dermatitis. 1997；36：256-60.

9) Cao LY, Taylor JS, Sood A, et al. Allergic contact dermatitis to synthetic rubber gloves：changing trends in patch test reactions to accelerators. Arch Dermatol. 2010；146：1001-7.

第11章　医療分野における予防と安全対策

第11章　医療分野における予防と安全対策

　医療分野でのラテックスアレルギー対策は、医療従事者自身がハイリスクグループでもあることから、自分自身と患者への予防対策およびラテックスアレルギーを発症した患者への対策を計画し実施していく必要がある。日本国内では、ラテックスアレルギー患者の報告例が少ないことから欧米に比べてその対応と認識が遅れている。これまでの行政の対応、医療現場での認識、今後の対応方法について記述する。

1. 行政の対応
1）医薬品副作用情報No.113〔1992年、厚生省薬務局（現在は、医薬品医療機器総合機構）〕

　米国で即時型アレルギー反応であるラテックスアレルギー患者が発生していることを受けて、「手術用手袋等天然ゴム製医療用具によるアナフィラキシー反応について」[1] として情報発信を行った。

2）医薬品等安全性情報No.153（1999年）[2]

　天然ゴムを含む医療用具の表示に関する添付文書の改訂が行われた（**表11-1**）。これにより、医療用具に関しては、添付文書またはその容器もしくは被包に、「この製品は天然ゴムを使

表11-1　医薬品等安全性情報No.153（1999年）[2]

天然ゴムアレルギーについて
（3）安全対策

1. 構成される部材も含め，製品本体に天然ゴムを使用している医療用具（包装材料にのみ天然ゴムを使用しているものを除く）について，添付文書又はその容器若しくは被包に，天然ゴムを使用していること及びアレルギー症状を生じる可能性について記載し，一層の注意喚起を行うこととした。
具体的には，添付する文書又はその容器若しくは被包のいずれかに，以下の記載を行うこととした。

　この製品は天然ゴムを使用しています。天然ゴムは，かゆみ，発赤，蕁麻疹，むくみ，発熱，呼吸困難，喘息様症状，血圧低下，ショック等のアレルギー性症状をまれに起こすことがあります。
＊：このような症状を起こした場合には，直ちに使用を中止し，医師に相談してください。
ただし，医療機関においてのみ使用される医療用具にあっては，＊部分を以下の記載に替えても差し支えない。
＊：このような症状を起こした場合には，直ちに使用を中止し，適切な措置を施してください。

2. 従来用いられてきた「低アレルギー性」との表現の表示については，今後は行わないこととした。
3. 二分脊椎症患者等長期にわたり当該医療用具を使用しなければならない患者は，天然ゴムアレルギー発症のハイリスクグループと考えられるため，これらの患者に使用される可能性がある留置カテーテル等の医療用具については，使用に際しての注意を記載することとした。

用しています。天然ゴムは，かゆみ，発赤，蕁麻疹，むくみ，発熱，呼吸困難，喘息様症状，血圧低下，ショック等のアレルギー性症状をまれに起こすことがあります」という表示が義務づけられた。

3）パウダー付き医療用手袋に関する取扱いについて（2016年）[3]

米国食品医薬品局が、パウダー付き医療用手袋の流通を差し止める処置をとることを発表したことを受けて、厚生労働省は、各都道府県衛生主幹部長宛に、平成30年末までにパウダーフリー手袋への供給切替えを行うように通知を出した。

4）一般向けラテックスアレルギーへの注意喚起（2017年）

厚生労働省、経済産業省、消費者庁が合同で、一般向けのラテックスアレルギーの注意喚起として「天然ゴム製品の使用による皮膚障害は、ラテックスアレルギーの可能性があります。アレルギー専門医に相談しましょう」というパンフレット[4]を発行した。

ラテックスアレルギーの一般知識、事例を交えた注意喚起を掲載している。

2．医療現場での認識

医療安全教育の充実や本ガイドラインの発刊などによって、医療現場でのラテックスアレルギーに対する認知度は近年徐々に上昇してきた。2004年に実施された全国498病院を対象としたアンケート調査[5]では、ラテックスアレルギーについて「いままで知らなかった」と回答していた病院が12％に認められ、ハイリスクグループである二分脊椎症や交差反応性に関してはほとんど認識されていなかった。また、同時期に行われた単一施設における調査[6]でも「ラテックスアレルギーについてご存知ですか」という質問に対して「よく知っている」と回答した割合が医師で45.2％、看護師で26.1％に留まっていた。しかし、2015年の単一施設における同様の調査[7]では、「よく知っている」と回答した割合が医師で61.3％、看護師で46.9％であり、認知度は有意に増加していた。ただ、依然として認知度は十分とはいえず、臨床現場における継続的な啓発が必要である。

3．予防対策のステップ

ラテックスアレルギーは即時型アレルギー反応であるので、他のアレルギー疾患と同様に、一次予防としてラテックスアレルゲンへの感作予防、二次予防として感作された者への発症予防、三次予防としてラテックスアレルギーを発症した者への対応としてステップごとに考えていくことができる（表11-2）。

1）一次予防

ラテックスアレルギーのハイリスクグループは、ラテックス製品との曝露頻度の多い者が

第11章　医療分野における予防と安全対策

このグループにあたる。いわゆるアトピー素因（本人あるいは家族にアレルギー疾患を有するか何らかのアレルゲンに対してIgE抗体が陽性である体質）は、感作を受けやすいことが考えられるので、ラテックスアレルギーにおいてもリスク因子と考えてよい。近年、アレルギー疾患全体の頻度が増加し、国民のおよそ3人に1人が、喘息、アレルギー性鼻炎、アレルギー性結膜炎、アトピー性皮膚炎など何らかのアレルギー疾患を有するようになっているので一般人であっても注意が必要である。

　医療従事者のうち手袋を必要とするのは、特に手術室医師・看護師、歯科医師、歯科技工士、検査技士が挙げられ、欧米でもラテックスアレルギーの頻度が高い職種と報告されている。感作のリスクを考慮するとラテックスフリー製の手袋の使用が必要であるが、利用者、雇用者の認識の低さとコストが高いためにまだ進んでいない。現状では、タンパク質含有量が少ないもの、パウダーフリー手袋の使用が進んでいる。施設での定期健診時にラテックスアレルギーの有無について問診あるいは検査が行われるべきである。

　医療用具を頻回に使用する者、繰り返し手術を必要とする者（二分脊椎症者など）では、ラテックスアレルゲンへの感作の可能性が高いので、カテーテル、手袋などの医療用具は初めからラテックスフリーとする。また、定期健診も必要である。

　ハイリスクグループではない一般の人にも、ラテックスアレルギーは報告されている。感

表11-2　ラテックスアレルギーの予防

	対象者	対　応
一次予防	ハイリスクグループ 　医療従事者 　二分脊椎症者 　医療用具頻回使用者 アトピー素因 一般	医療従事者 ・ラテックスフリー手袋の使用を推奨 ・タンパク質含有量の少ない製品の使用 ・定期健診の実施 二分脊椎症者など ・ラテックスフリー医療用具の使用 ・日常生活でのラテックス製品接触の注意 ・定期健診の実施 一般・アトピー素因 ・ラテックス製手袋の頻回使用時の注意 ・ラテックス製玩具の注意
二次予防	ラテックスアレルゲンに感作された者 あるいは軽微な症状のある者	・医療機関受診時の注意 　　ラテックスフリー医療用具の使用 ・アレルギー情報カードの携帯を推奨 ・定期健診の実施 ・日常生活でのラテックス製品接触の注意 ・症状発現時の対応方法の指導
三次予防	明らかな症状のある者	・医療機関受診時の注意 　　ラテックスフリー医療用具の使用 ・アレルギー情報カードの携帯を推奨 ・日常生活でのラテックスフリー製品の使用 ・定期健診の実施 ・症状発現時の対応方法の指導

作経路が不明の場合もあるが、アトピー素因や医療機関での処置、手術歴のある場合、日常生活、医療以外の職業上で手袋を頻用する場合は注意が必要である。なお、ラテックスアレルギーの有病率は、医療従事者で9.7%、頻回の手術歴を有する患者で7.2%、一般成人で4.3%と報告されている[8]。

2）二次予防

ハイリスクグループ、一般を問わず検査などでラテックスアレルゲンに感作されていることが判明した人、ラテックス製品に接触すると皮膚の痒み、発赤などラテックスアレルギーを疑わせる症状のある人が対象となる。後者では、ラテックスアレルギーの診断を正確にしておくべきである。これまで明らかな症状がなくても、医療処置時に重篤な症状が現れる可能性があるので、医療機関受診時にはラテックスアレルギーの疑いのあることを告げるべきであり、アレルギー情報カードなどを携帯することを推奨する。また、感作が進まないように日常生活、職業上でのラテックス製品との接触を避け、定期的にチェックする。重篤な症状の既往がなくても、アナフィラキシー発症時の対処方法を習得しておくべきである。

3）三次予防

ラテックスアレルギーと診断され、明らかな症状を経験している場合には、医療、日常、職業上でのラテックス製品との接触を避ける必要がある。医療機関受診時は、ラテックスアレルギーのあることを告げるか、アレルギー情報カードを携帯し提示できるようにしておく。日常生活でも、家事用のラテックス製手袋、玩具、スポーツ用具、その他の日用品での接触を避け、職業上ラテックス製手袋などを使用している場合は雇用者と相談して接触しない環境作りが必要である。定期健診はもちろんのこと、アナフィラキシー発現時の対処方法を熟知しておく必要がある。

4．医療従事者への教育研修

医療従事者は、ラテックスアレルギーに関する知識、対応方法、指導方法を理解し実施できるように研修が必要である。すべての医療従事者が詳細な知識を持つことは困難であるが、一般医療従事者（医師、歯科医師、看護師、検査技士など）とリスクマネージャーまたは管理者に分けると運用しやすい（**表11-3**）。

1）ラテックスアレルギーに関する知識

ラテックスアレルギーに関して一般医療従事者として医師、歯科医師、看護師、検査技士など、直接患者と接触する職種では、最低限の知識として必要な項目を**表11-4**に示す。

さらに、医療施設での管理者、リスクマネージャーとして必要な知識は、一般医療従事者の知識（**表11-4**）に加えて、次の項目についても必要である（**表11-5**）。

第11章　医療分野における予防と安全対策

表11-3　医療従事者への教育研修内容

	一般医療従事者 （医師、歯科医師、看護師など）	リスクマネージャー、管理者
知　識	a. ラテックスアレルギーは、即時型アレルギーであり、蕁麻疹、アナフィラキシーショックを起こすことがある。 b. 医療従事者、二分脊椎症者はハイリスクグループである。 c. 予防と治療は、ラテックスからの回避が必要である。	a. ラテックスアレルギーは、ラテックス製医療用具、日用品と接触することで感作され発症する。 b. ラテックス製品は、手袋、カテーテル、絆創膏、玩具など数多く存在する。 c. 症状は、接触蕁麻疹、喘息急性増悪（発作）、鼻炎、アナフィラキシー、アナフィラキシーショックを起こし死亡することがある。 d. バナナ、キウイフルーツ、アボカド、クリに交差反応性がある。 e. ラテックス製医療用具の表示について。 f. 医療従事者は、職業アレルギーの可能性があること。
対応方法	a. ラテックスフリーの手袋の使用を推奨する。 b. 仮にラテックス製手袋を使用する場合は、低タンパク化されたパウダーフリーの製品が推奨される。 c. ラテックスアレルギーを疑う患者を診たときに、専門家、リスクマネージャーに相談できる。 d. ラテックスアレルギー患者の処置時にリスクマネージャーと相談して対応ができる。 e. アナフィラキシー反応発現時の対応ができる。	a. ラテックス製とラテックスフリー医療用具を区別することができる。 b. ラテックスフリー医療用具を探すことができる。 c. ラテックスアレルギー患者対応のための医療用具を準備している。 d. ハイリスク患者を把握している。 e. ラテックス製グローブを使用している場合は、従業員の定期健診を実施している。 f. 患者への医療機関受診時、日常、緊急時指導ができる。 g. 専門医療機関への紹介ができる。 h. 職場の清掃の徹底。

表11-4　一般医療従事者のラテックスアレルギーの基本的な知識

①ラテックスアレルギーは即時型アレルギーであり、蕁麻疹、アナフィラキシーショックを起こすことがあり、時に死亡することがある。
②医療従事者、医療用具が頻回に使用される患者（二分脊椎症、膀胱外反患者など）は、ハイリスクグループである。
③予防と治療には、徹底したラテックス製品からの回避が必要である。

表11-5　管理者、リスクマネージャーのラテックスアレルギーの基本的な知識

①ラテックスアレルギーは、ラテックス製医療用具、日用品と接触することで感作され発症する。
②ラテックス製品は、手袋、カテーテル、絆創膏など数多く医療現場に存在し、日用品としても広く使用されている。
③症状は、接触蕁麻疹、喘息急性増悪（発作）、アレルギー性鼻炎、アナフィラキシー、アナフィラキシーショックを起こし死亡することがある。
④果物、特にバナナ、キウイフルーツ、アボカド、クリに交差反応性があり、ラテックスアレルギー患者がしばしばこれらのフルーツでアレルギー反応を起こすことがある。
⑤医療用具には天然ゴムに対する表示が義務付けられている（表11-1）。

医療従事者がラテックスに感作された環境によってラテックスアレルギーは職業性アレルギー疾患であり、雇用者にその責任が発生する可能性がある。

2) ラテックスアレルギーの対応方法

医師、歯科医師、看護師など、直接患者と接触する職種の者が、実際にラテックスアレルギー患者あるいは疑う患者を診察するときには、**表11-6**に挙げる項目の対応ができることが望ましい。医療施設での管理者、リスクマネージャーとして必要な対応は、**表11-6**に加えてさらに**表11-7**のような項目がある。

3) 医療従事者への研修方法

ラテックスアレルギーは、単なる一疾患として診療レベルで扱うべき疾患ではなく、医療機関で発生した場合には、医療事故として扱われる可能性があることを認識すべきである。

あらかじめ、患者からラテックスアレルギーのあること、あるいは疑いのあることを告知された場合、あるいはハイリスクグループの患者であることがわかっている場合には、医療者として注意する義務が発生すると考えるべきである。したがって、医療従事者への研修は、リスクマネージメント研修として医療管理者の責任において実施すべきである。研修の実施

表11-6　ラテックスアレルギーを疑う際に必要な対応

①ラテックスフリーの手袋を使用する。
②ラテックスアレルギーを疑う患者を診たときに、専門家、リスクマネージャーに相談できる。
③ラテックスアレルギー患者の処置時にリスクマネージャーと相談して対応ができる。
④アナフィラキシーショック発現時の対応ができる。

表11-7　管理者、リスクマネージャーのラテックスアレルギーを疑う際に必要な対応

①医療用具の表示を確認して、ラテックス製とラテックスフリー医療用具を区別することができる。また、製造会社への問い合わせをして確認することができる。医療用具以外の製品に関して調べることができる。
②ラテックスアレルギー患者への対応、ハイリスクグループの者に対する一次、二次予防としてラテックスフリー医療用具を探すことができる。
③ラテックスアレルギー患者対応のための医療用具を準備している。特に緊急時の処置が必要な救急室などでは、ラテックスフリーの手袋、駆血帯、フェイスマスク、絆創膏などの準備が必要である。
④医療機関に受診している二分脊椎症者、カテーテルなど医療用具を長期間にわたり使用しているハイリスク患者を把握している。
⑤医療機関内でラテックス製手袋を使用している場合は、従業員の定期健診を実施し、発症予防に努めること。
⑥患者への医療機関受診時、日常生活、症状出現時などの指導ができる。
⑦専門医療機関へ紹介ができる。
⑧手袋パウダーなどラテックスアレルゲンを含むホコリに汚染されやすい場所（手術室、換気ダクトのフィルターなど）の清掃を徹底し、ラテックスアレルゲンを除去する。

第11章　医療分野における予防と安全対策

にあたっては、医療施設内で十分な知識を持った者を養成し、その者が一般医療従事者に最低限必要な知識と対応方法について研修を行う機会を設けるようにする。研修は他のリスク研修と同様に、①事例紹介、②疾患概念、③ハイリスクグループ、④対応方法である。

5. 歯科医療従事者への提言

　ハイリスクグループの中でも、特に有病率の高い歯科医療従事者、手術室医療従事者については別途、提言をしておく。

　歯科診療では、血液や唾液への曝露による感染リスクがあることから、手袋の使用がスタンダードプレコーション（標準予防策）とされている[9]。2016年の厚労科研報告書[10]でも、歯科医師のなかで、手袋を「使用しない」と回答したのは1％のみで、「全症例に使用」は患者ごとの交換の有無を合わせると81％であった。このため、歯科医療従事者には職務に関連したラテックスアレルギーの発生がしばしば生じることが知られている[11]。また、同時に歯科診療の多くの場面でラテックス手袋に触れる歯科を受診する患者にも、ラテックスアレ

表11-8　歯科診療時におけるラテックスアレルギーの予防と発症時の実施すべき対応

①血液や唾液に曝露する通常の歯科診療およびその介助の際に、ラテックス製の手袋を使用する場合には、ラテックスフリーあるいは低タンパク化されたパウダーフリーの製品を使用することが強く推奨される[12]。
②ラテックス手袋の使用機会の多い歯科医療従事者は、すべてラテックスアレルギーの健康診断を受けるべきである。
③歯科治療を開始するにあたって患者を注意深く問診する必要がある。特にラテックスへの高頻度の曝露が疑われる職種（看護師、医師、歯科医師、美容師など）については留意する必要がある。ラテックスアレルギーが疑われる場合には専門医の診察を受けさせる。
④ラテックスアレルギーの患者および診療にあたる歯科医療従事者に対して、ラテックスフリーの環境を確保する。歯科診療時に使用される主な天然ゴム製品には、手袋とラバーダム、矯正用ラバーバンド、開口器などがある。これらには、すでに非天然ゴム製の代替品が市場に供給されている。
⑤歯科診療時にラテックスアレルギーに相当する症状が現れた場合は、ラテックスアレルギーについての経験がある医師の診察を受けるまで、ラテックスフリーの環境で歯科治療を行う。
⑥歯科医療従事者においてもラテックスアレルギーに相当する症状や徴候を認識でき、こうした症状の発現を報告するように教育が行われるべきである。

表11-9　手術室医療従事者の留意事項

①ラテックスフリー手袋への全面的な切り替えが強く推奨される。
②手袋パウダーなどのラテックスアレルゲンを含むホコリが多いので床の清掃、換気フィルターの清掃を徹底する。
③医療従事者の定期的なラテックスアレルギーの健康診断を実施する。
④手袋以外の、医療用具、医療機器のラテックス製品の使用状況を把握し、ラテックスアレルギー患者の手術に対応できるラテックスフリーの手術室環境を作れるようにする。
⑤ラテックスアレルギーを疑う患者の手術に際しては、担当医、麻酔科医、看護師、リスクマネージャー、アレルギー専門医などにより術前、術中の環境を確認する体制を作っておく。

ルギーのリスクがあることに注意を要する。歯科診療時におけるラテックスアレルギーの予防と発症時の対応として、**表11-8**に挙げる指針を実施すべきである。

6. 手術室医療従事者への提言

　手術室医療従事者は、ハイリスクグループの中でも特に有病率が高いグループである。手術室内は、血液への曝露による感染リスクがあることから、手袋の使用がスタンダードプレコーション（標準予防策）とされている。手術室内では医療者も手術を受ける患者もしばしばハイリスクグループであることに注意を要する。**表11-9**に手術室医療従事者の留意事項を挙げる。また、手術室でのチェックポイントの例を**表11-10**にまとめた。

表11-10　手術室でのチェックポイントの例

	担当医	看護師	麻酔科医	その他
手術前	ラテックスその他アレルギーの有無の問診	ラテックスフリー環境の準備 ①手術室清掃の徹底 ②朝1例目での実施が好ましい	ラテックスその他アレルギーの有無の問診	アレルギー専門医によるラテックスアレルギーの有無の診断
非ラテックス製医療用具、機器の準備など	①手袋 ②カテーテル ③機器用スリーブ ④ラバーダム ⑤バルーンカテーテル	①手袋 ②カテーテル ③絆創膏 ④輪ゴム ⑤駆血帯 ⑥点滴ルート	①手袋 ②麻酔マスク ③麻酔バッグ ④血圧計 ⑤麻酔回路 ⑥カテーテル、チューブ ⑦バイトブロック ⑧絆創膏 ⑨アナフィラキシー対応の準備	
手術中	①医療用具の確認 ②組織接触時、特に粘膜、腹腔内など接触時の変化	①医療用具の確認 ②蕁麻疹など皮膚の変化の観察	①医療用具の確認 ②バイタルサインの変化の確認 ③蕁麻疹など皮膚の変化、気道狭窄症状の観察 ④アナフィラキシー時の対応	
手術後	①医療用具の確認 ②蕁麻疹、皮膚炎の有無の確認	①医療用具の確認		

参考文献
1) 厚生省薬務局. 手術用手袋等天然ゴム製医療用具によるアナフィラキシー反応について. 医薬品副作用情報No.113, 1992.
2) 医薬品医療機器総合機構. 使用上の注意の改訂. 医薬品等安全性情報No.153, 1999.

第11章　医療分野における予防と安全対策

3) 薬生機審発1227第1号, 薬生安発1227第1号. 2016

4) http://www.caa.go.jp/policies/policy/consumer_safety/release/pdf/170331kouhyou_1.pdf

5) 明石真幸, 大矢幸弘, 赤澤　晃. 医療機関におけるラテックスアレルギー対策に関するアンケート調査. 日本ラテックスアレルギー研究会誌. 2004；26：9-26.

6) 明石真幸. 医療機関におけるラテックスアレルギー対策調査と現状―リスクマネージャー, 看護部長の視点から―. 日本ラテックスアレルギー研究会誌. 2004；8：26-31.

7) 吉田明生, 夏目　統, 成田雅美, 他. 当院におけるラテックスアレルギー対策に関するアンケート調査. 日本ラテックスアレルギー研究会誌. 2015；19：79-82.

8) Miaozong Wu, James McIntosh, Jian Liu. Current prevalence rate of latex allergy：Why it remains a problem? J Occup Health. 2016；58：138-144.

9) Kohn WG, Harte JA, Malvitz DM, et al. Guidelines for infection control in dental health care settings–2003. MMWR Recomm. 2003；52：1-61.

10) 江草宏. 歯科医療安全対策の観点からみた歯科医療機関における歯科用ユニットの管理等に関する研究　ベースライン調査. 厚労科研報告書. 2016.

11) Hamann CP, Turjanmaa K, Rietschel R, et al. Natural rubber latex hypersensitivity：incidence and prevalence of type I allergy in the dental professional. J Am Dent Assoc. 1998；129：43-54.

12) CDC. National Institute for Occupational Safety and Health. NIOSH Alert：preventing allergic reactions to natural rubber latex in the workplace. Cincinati, OH：US Department of Health and Human Services, Public Health Service, CDC, National Institute for Occupational Safety and Health, 1997.

第12章　日常生活での予防と安全対策

1. 日常生活での対応

　ラテックスアレルギーに対する最も効果的な予防は、天然ゴムからの回避である。明らかな重篤症状が誘発される場合だけでなく、症状が軽微な場合、あるいは感作されているだけの場合でも、天然ゴムの曝露を可能な限り避ける。在宅医療などで医療用具を継続的に使用しているハイリスクグループは、感作されていなくても可能な限り接触を避け感作されにくい環境で生活するよう配慮する。

　天然ゴムは医療用具・機器だけでなく、日用品・家庭用品にも多く使用されていることに留意し（**表12-1**）、天然ゴムを使用していない代替品があれば使用する。代替品がない製品は天然ゴムへの曝露が最小限となるように努める。ラテックス-フルーツ症候群の場合は、症状を誘発する果物や野菜の摂食にも注意を払う。天然ゴム製品と接触しアレルギー症状が誘発された場合に備えて、症状の的確な評価と対応について医師と患者は事前に準備しておくべきである。重篤な既往がある場合はアドレナリン自己注射薬（エピペン®）も携帯する（**図9-2, 表9-5**）。

　医療機関への受診の際は当然のことであるが、教育現場や職場でも安全で安心した生活のため、関係者にラテックスアレルギーの情報を伝え適切な生活環境を整える。

2. 介護施設での対応

　手袋を使用する機会の多い介護施設においても、第11章を参考に医療機関と同様に予防・安全対策を行う必要がある。職員のラテックスアレルギーの熟知が予防・安全対策の第一歩であり、教育プログラムなどを活用しラテックスアレルギーを回避するための対策、ラテックスアレルギーに特徴的な臨床症状を認識するように指導する。

（1）不必要な天然ゴム製品の曝露を回避し、新たなラテックスアレルギーの患者を増やさない

　非天然ゴム製品の手袋を可能な限り使用し、やむを得ず天然ゴム製品を使用する場合も低タンパク化されたパウダーフリー製品を使用する[1]。いわゆる低アレルギー性手袋は非天然ゴム製の手袋という意味ではないことに留意しておく。また、罹患するリスクが高い従業員や施設の利用者は定期的に健康診断を受けて、初期段階の症状を検知することは、重篤な症状を予防する上で重要である。また、ラテックスアレルギーが疑われた場合はアレルギー専

表12-1　医療機関外で使用される天然ゴムを含む製品

手袋、風船、おもちゃ、遊具、衣類、ゴムバンド、靴、輪ゴム、消しゴム、スタンプ、おしゃぶりや哺乳瓶の乳首、コンドーム、スポーツ用具、工具、タイヤ、自転車、自動車、カーテン、カーペット、湯たんぽなど

第12章　日常生活での予防と安全対策

門医を受診するように勧める。

（2）ラテックスアレルギーに罹患している人の環境を整える

　ラテックスアレルギーに罹患すると、天然ゴム製品との接触がないように特別な配慮が必要である。ラテックスフリーの環境を提供するとともに、ラテックスアレルギーが一目でわかるようベッドサイドに表示しておくなどの工夫も、天然ゴムの曝露を未然に防ぐ工夫として大切である。また、感作されているだけの場合や症状が軽微な場合も天然ゴム製品から回避し、発症や重症化を予防する。

（3）アレルギー症状が出現したら

　症状が出現した際は、その症状に応じた適切な対応が必要である。症状が出現したときに備えて処方される薬としては、アナフィラキシーの生じたときに使用するアドレナリン自己注射薬（エピペン®）や、皮膚症状のみなどの軽微な症状に対して使用する抗ヒスタミン薬などがあり、重篤な症状を呈した場合は適切な医療機関へ依頼する。

3. 保育所・幼稚園・学校での対応

　教育施設では天然ゴム製品が使用される機会が多く、その使用にあたっては十分な配慮が必要である。ラテックス-フルーツ症候群の場合は、給食での果物や野菜の摂食にも十分に留意しなければならない。

　「学校のアレルギー疾患に対する取り組みガイドライン」[2]や「保育所におけるアレルギー対応ガイドライン」[3]などに記載されている生活管理指導表などを活用することも有用である。関係者は情報を共有し、アドレナリン自己注射薬（エピペン®）の使用法など必要な知識・手技を身につける必要がある（図9-2, 表9-5）。症状出現時に備え、アドレナリン自己注射薬（エピペン®）や抗ヒスタミン薬などの内服薬を準備し適切な場所で管理する。また、ラテックスアレルギーが疑われた場合はアレルギー専門医を受診するように勧める。

4. 天然ゴム製手袋を頻回に使う施設での対応

　天然ゴム手袋はラテックスアレルギーの最も重要な原因であり、その手袋への曝露頻度の高い職業は、医療従事者とともに、食品取扱者、飲食店従業員、理容師・美容師、建設業従事者、温室従業員、造園業従事者、画家、斎場従業員、警察官、消防士などがある[4]。このような天然ゴムと頻回に接触する人やその雇用者はラテックスアレルギーの予防・安全対策につき理解しておく必要がある。

　ラテックスアレルギーの知識をもつことが予防・安全対策の第一歩で、「不必要な天然ゴム製品の曝露を回避する」ことが対策の基本である。非天然ゴム製品の手袋が使用できる場合はそれを使用し、天然ゴム製品を使用しなければならない場合であっても最小限に留めて、低タンパク化されたパウダーフリー製品を使用するべきである。また、罹患するリスクが高い従業員は定期的に健康診断を受け、ラテックスアレルギーが疑われた場合はアレルギー専

門医を受診するように勧める。

5. ラテックスアレルギーと診断された患者が医療機関を受診する際の注意点

　医療現場では多くの医療用具・機器に天然ゴムが使用されており注意が必要である。また、歯科診療では血液や唾液への曝露により治療者が感染症にかかるリスクが高いことから、手袋の使用がスタンダードプレコーション（標準予防策）とされ、ラテックス製の手袋が使用されていることも少なくない。そのため、医療・歯科診療を受ける際は天然ゴムと接触する可能性が高く、ラテックスアレルギーの患者が診療を受ける際は事前に準備が必要である。

　どのような医療機関であっても診療を受ける前に必ずラテックスアレルギーであることを伝えること、また緊急時に備え症状が出現した際の対応の理解を促す。ラテックスアレルギーがあっても安全な医療を受けられるように、ラテックスアレルギーに罹患していることをベッドサイドなどに表示できる「ベッド用シール」、携帯して医療処置などの際に自分がラテックスアレルギーに罹患していることを示せる「アレルギー表示カード」を活用していただきたい（日本ラテックスアレルギー研究会, http://latex.kenkyuukai.jp/special/?id=1272）。

参考文献
1) Allmers H, Schmengler J, John SM. Decreasing incidence of occupational contact urticaria caused by natural rubber latex allergy in German health care workers. J Allergy Clin Immunol. 2004；114：347-51.
2) 日本学校保健会. 学校のアレルギー疾患に対する取り組みガイドライン. 2008.
3) 保育所におけるアレルギー対応ガイドライン. http://www.mhlw.go.jp/bunya/kodomo/pdf/hoiku03.pdf
4) 職業性アレルギー疾患診療ガイドライン2016作成委員会. 職業性アレルギー疾患ガイドライン2016. pp.174-6.

第12章　日常生活での予防と安全対策

付録1　ラテックスアレルギーの診察に用いる問診票の一例

日　付　_____　　　氏　名　_____

1. 天然ゴム製品に対して、ショック症状を経験したことがありますか？
   もしあるならば、それはどのような状況で起こりましたか？（ある　ない）

   _____

2. 天然ゴム製品に対するアレルギーがあると、医師に言われたことがありますか？
   もしあるならば、どのような検査結果を基に、アレルギーがあると言われましたか？
   （ある　ない）

   _____

3. 二分脊椎症、骨髄腫、脊髄異形成などの先天的な異常やその他の理由により、長期間にわ
   たり、繰り返し治療を受けた経験がありますか？　ある場合は、どのような病名ですか？
   （ある　ない）

   _____

4. 天然ゴムを含む下記の日用品に対して、何か違和感や症状が出たことがありますか？

ゴム風船	ある	ない	ゴム製避妊具	ある	ない
ゴム製手袋	ある	ない	消しゴム類	ある	ない
ゴム製湯たんぽ	ある	ない	マスク	ある	ない
ゴム製のボール	ある	ない	輪ゴム、ゴム糸など	ある	ない
枕のゴム製詰め物	ある	ない	リストバンドやカフス	ある	ない
ほ乳瓶の乳首	ある	ない	ゴム製スポーツ用品	ある	ない
おしゃぶり	ある	ない	ゴム靴や靴底	ある	ない
ゴム製のベルト類	ある	ない	その他	ある	ない

5. 天然ゴム製品を使用した後、次のような症状を経験したことがありますか？

呼吸困難、咳	ある	ない	発赤、紅斑	ある	ない
鼻水・鼻づまり	ある	ない	手のひびやかぶれ	ある	ない
眼の痒み	ある	ない	腫れ、膨疹	ある	ない
蕁麻疹	ある	ない	その他__	ある	ない

6. 次のような病歴がありますか？

接触皮膚炎	ある	ない	花粉症	ある	ない
気管支喘息	ある	ない	湿疹、アトピー性皮膚炎	ある	ない
食物アレルギー	ある	ない	自己免疫疾患	ある	ない

7. 次のいずれかにアレルギー反応を経験したことがありますか？ある場合、それは現在も続いていますか？

			現在も				現在も
イチジク	ある	ない	_____	キウイ	ある	ない	_____
アボカド	ある	ない	_____	クリ	ある	ない	_____
ポテト	ある	ない	_____	モモ	ある	ない	_____
トマト	ある	ない	_____	パパイヤ	ある	ない	_____
バナナ	ある	ない	_____	他の果物	ある	ない	_____

アレルギー反応があった場合、それは口腔内や喉の粘膜だけの症状でしたか？
それとも、蕁麻疹などの症状が全身的に拡大しましたか？

_____

8. 天然ゴム製品と接触する機会があるような職業に就いていますか？

（ はい　いいえ ）

「はい」の場合、どのような天然ゴム製品との接触があり得ますか？

_____

第12章　日常生活での予防と安全対策

付録2　ラテックスアレルギーに関する生活指導用携帯カードの一例（藤田保健衛生大学皮膚科）

1）あなたはラテックスアレルギーと診断されました：
ラテックスアレルギーとは、天然ゴムに含まれるタンパク質がアレルゲン（アレルギーの原因）となって症状が出現する即時型アレルギー反応です。アレルギー症状を誘発させないためには、天然ゴム製品に接触しないことが最も重要です。

2）ラテックスアレルギーの臨床症状は：
典型的な症状は、天然ゴム製手袋の装着時やゴム風船を膨らませた際に出現する接触蕁麻疹です。天然ゴム製品に接触した直後から数分後に、接触部位に痒みや紅斑、膨疹などの即時型アレルギー反応が出現します。膨疹はさらに全身へと拡大し、アナフィラキシーショックに発展することもあります。また、皮膚症状に加えて、鼻炎や気管支喘息様発作、結膜炎、血管性浮腫、消化器症状などが出現することもあります。

3）ラテックスアレルギーの症状が出現した時は：
天然ゴムを含む製品に接触して症状が出現した際は、抗アレルギー薬やステロイド薬を内服してください。症状が軽快しない場合は、直ちに医療機関を受診してください。なお、医療機関を受診した際には「ラテックスアレルギー」であることを必ず申し出て、天然ゴムが含まれる製品を使用して医療を行わないよう、医師に通告してください。

4）ラテックスアレルギーを誘発するゴム製品：
ラテックスアレルギーは、天然ゴムを含むあらゆる製品により引き起こされる可能性があります。天然ゴムを含む日用品として、家庭用ゴム手袋、ゴム風船、ゴム製乳首、炊事用ゴム手袋、コンドーム、ゴム製おもちゃなどが挙げられます。また医療用具としては、手術用ゴム手袋、尿道バルーン、注腸造影用カテーテル、歯科用ゴムシート、麻酔用エアバッグなどがあります。なお、合成ゴム製品は、ラテックスアレルギーの原因とはなりません。

5）天然ゴム製品の代替品情報：
哺乳瓶の乳首→イソプレンゴム製乳首（ピジョン）、ウエットスーツ→両面ノーマルナイロンジャージ製（ジェノバ）コンドーム→ポリウレタン製コンドーム（相模ゴム）、水泳用ゴーグル→熱可塑性エラストマー、水泳用帽子→シリコンキャップ。
現在でも天然ゴムが含まれる製品：風船、輪ゴム、ビーチサンダルなどが挙げられます。

6）ラテック-スフルーツ症候群　摂取に気をつけなくてはいけない果物・野菜は：
ラテックスアレルギーの患者さんの中には、クリやバナナ、アボカド、キウイフルーツといった植物性食品を摂取した際にも、即時型アレルギー反応を経験する方があります。この現象は特に、ラテックス-フルーツ症候群と呼ばれています。半数程度の患者さんが、何らかの果物・野菜に対して食物アレルギーを起こすとも報告されています。臨床症状としては、果物や野菜を摂取した際の口腔内の違和感やピリピリ感が代表的ですが、ラテックスアレルギーの場合と同様に、全身性の蕁麻疹やアナフィラキシーショックなどの重篤な症状が誘発されることもあります。ラテックスアレルギーの患者さんは、天然ゴム製品との接触に限らず、ラテックス-フルーツ症候群への配慮も必要です。
　　○交差反応性の報告が多い食物：バナナ、アボカド、クリ、キウイフルーツなど
　　○中等度の交差反応性が指摘されている食物：パパイア、マンゴー、メロン、モモ、ニンジン、リンゴ、イチジクなど
　　○低頻度の交差反応性が指摘されている食物：小麦、セロリ、プラム、アプリコット、ソバなど

7）参考になるホームページのアドレス：http://www.latex.jp/　http://dmd.nihs.go.jp/latex/など

8）困ったときの連絡先：担当医師の住所、電話番号、電子メールアドレスなど

製品リスト

一般社団法人日本医療機器テクノロジー協会に協力を得て、製品リストを掲載する。

医療機器クラス分類

日本の薬事法では人体に与えるリスクの程度によって医療機器を「一般医療機器」、「管理医療機器」、「高度管理医療機器」に分類している。それぞれの分類に対応して医療機器のクラス分類が厚生労働省から通知で示されている（薬食発第0720022号）。

クラスⅠ：「一般医療機器」＝薬事法第二条第7項

「高度管理医療機器及び管理医療機器以外の医療機器であって、副作用又は機能の障害が生じた場合でも、人の生命及び健康に影響を与えるおそれがないもの。届出が必要」
→不具合が生じた場合でも、人体へのリスクが極めて低いと考えられるもの。

クラスⅡ：「管理医療機器」＝薬事法第二条第6項

「高度管理医療機器及び管理医療機器以外の医療機器であって、副作用又は機能の障害が生じた場合において人の生命及び健康に影響を与えるおそれがあることからその適切な管理が必要なもの。認証、承認が必要」
→不具合が生じた場合でも、人体へのリスクが比較的低いと考えられるもの。

クラスⅢ：「高度管理医療機器」＝薬事法第二条第5項

「医療機器であって、副作用又は機能の障害が生じた場合において人の生命及び健康に影響を与えるおそれがあることからその適切な管理が必要なものとして厚生労働大臣が薬事・食品衛生審議会の意見を聞いて指定するもの。承認が必要」
→不具合が生じた場合、人体へのリスクが比較的高いと考えられるもの。

クラスⅣ：「高度管理医療機器」＝薬事法第二条第5項

「医療機器であって、副作用又は機能の障害が生じた場合において人の生命及び健康に影響を与えるおそれがあることからその適切な管理が必要なものとして厚生労働大臣が薬事・食品衛生審議会の意見を聞いて指定するもの。承認が必要」
→患者への侵襲性が高く、不具合が生じた場合、生命の危険に直結する恐れがあるもの。

ラテックスフリー医療機器製品リスト（現存する天然ゴム医療機器製品製品を含む）

現存する天然ゴム医療機器製品　　ラテックスフリー医療機器製品

一般的名称	製造販売業者名	クラス分類	販売名	承認・認証番号等	お問合せ先	TEL	備考（主たる素材名）
オーバーチューブ	秋田住友ベーク(株)	II	フレキシブルオーバーチューブ (MD-48518)	20600BZZ00195000	住友ベークライト(株) ヘルスケア営業本部	03-5462-4824	
オーバーチューブ	秋田住友ベーク(株)	II	FOTラージタイプ (MD-48519, MD-48519S)	227AFBZX00112000	住友ベークライト(株) ヘルスケア営業本部	03-5462-4824	
オーバーチューブ	日本メディカルネクスト(株)	II	スティーグマン クリアー ライゲーダー	22000BZX01588000	開発・薬事 品質保証部	06-6222-6606	PVC
オーバーチューブ	(株)トップ	II	トップオーバーチューブ	219AABZX00244000	(株)トップ 営業本部	03-3882-7741	ポリ塩化ビニル
オーバーチューブ	秋田住友ベーク(株)	II	フレキシブルオーバーチューブ (MD-48618, MD-48718)	20600BZZ00195000	住友ベークライト(株) ヘルスケア営業本部	03-5462-4824	シリコーンゴム
オーバーチューブ	秋田住友ベーク(株)	II	FOTラージタイプ (MD-48719, MD-48719S)	227AFBZX00112000	住友ベークライト(株) ヘルスケア営業本部	03-5462-4824	シリコーンゴム
加圧式医薬注入器	ニプロ(株)	III	ショアフューザーA	20300BZZ00452000	ホスピタルケア商品開発・技術営業部	06-6373-0563	イソプレンゴム、塩化ビニル樹脂 (PVC)
加圧式医薬注入器	日本メディカルネクスト(株)	III	エースディカル インフューザー	22600BZX00107000	開発・薬事 品質保証部	06-6222-6606	シリコーンゴム
気管支吸引用カテーテル	(株)八光	II	ディスポーザブル気管内吸引チューブ	14800BZZ00481000	メディカル開発室	03-5804-8500	PE, PP
気管支吸引用カテーテル	クリエートメディック(株)	II	サクションカテーテル	15900BZZ01455000	クリエートメディック(株)	045-943-3929	シリコーンゴム
気管支吸引用カテーテル	(株)ジェイ・エム・エス	II	JMS吸引用カテーテル	14700BZZ00929000	薬事・品質保証部 安全管理室	082-243-5806	ポリ塩化ビニル
気管支吸引用カテーテル	テルモ(株)	II	サフィード吸引カテーテル	15000BZZ00911000	テルモ・コールセンター	0120-12-8195	塩化ビニル樹脂 (PVC)
気管支吸引用カテーテル	(株)トップ	II	トップ吸引用カテーテル	16100BZZ01796000	(株)トップ 営業本部	03-3882-7741	ポリ塩化ビニル
気管支吸引用カテーテル	富士システムズ(株)	II	ファイコンサクションカテーテル	20600BZZ01299000	安全対策室	03-5689-1921	シリコーンゴム
気管支吸引用カテーテル	ニプロ(株)	II	ニプロ吸引用カテーテル	224AABZX00025000	ホスピタルケア商品開発・技術営業部	06-6373-0563	塩化ビニル樹脂
気管支吸引用カテーテル	(株)イズモヘルス	II	ザ・ヘルス シリコンネラトンカテーテル	16300BZZ00983000	総務部	0263-62-2392	シリコーンゴム
気管支吸引用カテーテル	日本メディカルネクスト(株)	II	サクションカテーテル	222AABZX00188000	開発・薬事 品質保証部	06-6222-6606	塩化ビニル樹脂 (PVC)
緊急時ブラッドアクセス留置用カテーテル	ニプロ(株)	III	ブラッドマックス	21600BZZ00166000	透析・血液浄化商品開発・技術営業部	06-6373-0092	
緊急時ブラッドアクセス留置用カテーテル	(株)メディコン	III	バスキャスカテーテル	20800BZY00896000	(株)メディコン安全管理室	06-6203-6543	ポリウレタン

一般的名称	製造販売業者名	クラス分類	販売名	承認・認証番号等	お問合せ先	TEL	備考（主たる素材名）
緊急時用ブラッドアクセス留置用カテーテル	(株)メディコン	III	パワートリアラインス	22600BZX00501000	(株)メディコン安全管理部	06-6203-6543	ポリウレタン、ポリアセタール
緊急時用ブラッドアクセス留置用カテーテル	テレフレックスメディカルジャパン(株)	III	アローブラッドアクセスカテーテルセット	20700BZY01097000	カスタマーサービス	0570-055-160	ポリウレタン
空気・酸素マスク	アトムメディカル(株)	II	アトムメディカルマスク	21900BZX01121000	アトムメディカル(株)品質管理部	048-853-3661	ポリウレタン
空気・酸素マスク	アトムメディカル(株)	II	アトム酸素フェースマスク	21900BZX01122000	アトムメディカル(株)品質管理部	048-853-3661	ポリウレタン
経鼻用酸素供給カニューレ	テルモ(株)	II	サフィード酸素カテーテル	15000BZX00894000	テルモ・コールセンター	0120-12-8195	塩化ビニル樹脂 (PVC)
経鼻用酸素供給カニューレ	富士システムズ(株)	II	ファイコン 酸素カテーテル	20600BZZ01300000	安全対策室	03-5689-1921	シリコーンゴム
経鼻用酸素供給カニューレ	ニプロ(株)	II	ニプロ酸素カニューラ	20200BZZ00989000	ホスピタルケア商品開発・技術営業部	06-6373-0563	塩化ビニル樹脂
経鼻用酸素供給カニューレ	テレフレックスメディカルジャパン(株)	II	HUDSON RCI 酸素カニューレ	226AFBZX00092000	カスタマーサービス	0570-055-160	ポリ塩化ビニル
経鼻用酸素供給カニューレ	日本メディカルネクスス(株)	II	オキシジェンカニューラ	22000BZX01573000	開発・薬事部 品質保証部	06-6222-6606	塩化ビニル樹脂 (PVC)
経鼻用酸素供給カニューレ	日本メディカルネクスス(株)	II	オキシジェンカニューラ カプノストリー型	224ABBZX00004000	開発・薬事部 品質保証部	06-6222-6606	塩化ビニル樹脂 (PVC)
経鼻用酸素供給カニューレ	日本メディカルネクスス(株)	II	オキシジェンカニューラ ファインフィット型	225ABBZX00016000	開発・薬事部 品質保証部	06-6222-6606	塩化ビニル樹脂 (PVC)
経鼻用酸素供給カニューレ	日本メディカルネクスス(株)	II	鼻腔カニューレ	22000BZX01586000	開発・薬事部 品質保証部	06-6222-6606	塩化ビニル樹脂 (PVC)
経鼻用酸素供給カニューレ	日本メディカルネクスス(株)	II	PFカニューラ	226AFBZX00157000	開発・薬事部 品質保証部	06-6222-6606	塩化ビニル樹脂 (PVC)
滅菌済み体内留置液用チューブ及びカテーテル	(株)八光	II	J-ベット	21500BZZ00195000	メディカル開発室	03-5804-8500	フッ素樹脂、ステンレス
滅菌済み体内留置液用チューブ及びカテーテル	富士システムズ(株)	II	ソフトドレーン	20200BZZ00346000	安全対策室	03-5689-1921	シリコーンゴム
滅菌済み体内留置液用チューブ及びカテーテル	富士システムズ(株)	II	三孔先穴ドレーン	21300BZZ00388000	安全対策室	03-5689-1921	シリコーンゴム
滅菌済み体内留置液用チューブ及びカテーテル	富士システムズ(株)	II	ペンローズドレーンAR	220ADBZX00113000	安全対策室	03-5689-1921	シリコーンゴム
胸部排液用チューブ	ニプロ(株)	II	ニプロトロッカーカテーテル	220AABZX00304000	ホスピタルケア商品開発・技術営業部	06-6373-0563	塩化ビニル樹脂 (PVC)
抗菌泌尿器用カテーテル	(株)メディコン	III	バーデックス シルバーバードブリキャス フォーリーカテーテル	20400BZY00997000	(株)メディコン安全管理部	06-6203-6543	
抗菌泌尿器用カテーテル	(株)メディコン	III	バード. C. シルバーフォーリートレイA	20800BZY00431000	(株)メディコン安全管理部	06-6203-6543	

製品リスト

一般的名称	製造販売業者名	クラス分類	販売名	承認・認証番号等	お問合せ先	TEL	備考（主たる素材名）
抗菌泌尿器用カテーテル	(株)メディコン	III	バーデックス シルバーフルブリキャス 温度センサーカテーテル	20900BZY00117000	(株)メディコン安全管理部	06-6203-6543	
抗菌泌尿器用カテーテル	(株)メディコン	III	バードシルバーTSCトレイ	20900BZY00728000	(株)メディコン安全管理部	06-6203-6543	
抗菌泌尿器用カテーテル	(株)メディコン	III	バードI.C. シルバーフォーリートレイB	20900BZY01024000	(株)メディコン安全管理部	06-6203-6543	
抗菌泌尿器用カテーテル	(株)メディコン	III	バーデックスシルバーフルブリシル フォーリーカテーテル	21100BZY00640000	(株)メディコン安全管理部	06-6203-6543	シリコーンゴム
抗菌泌尿器用カテーテル	(株)メディコン	III	バーデックスシルバーフルブリシル フォーリーカテーテルシステム	21200BZY00109000	(株)メディコン安全管理部	06-6203-6543	シリコーンゴム
抗菌泌尿器用カテーテル	(株)メディコン	III	バードシルバーフルブリシルフォーリートレイ	21200BZY00110000	(株)メディコン安全管理部	06-6203-6543	シリコーンゴム
抗菌泌尿器用カテーテル	富士システムズ(株)	III	抗菌フォーリーカテーテル	22300BZX00442000	安全対策室	03-5689-1921	シリコーンゴム
硬膜外麻酔用カテーテル	(株)八光	III	持続硬膜外麻酔カテーテル	14700BZZ00227000	メディカル開発室	03-5804-8500	PE
硬膜外麻酔用カテーテル	(株)八光	III	ペインクリニックセット	20100BZZ00886000	メディカル開発室	03-5804-8500	PE、ステンレス、PP
硬膜外麻酔用カテーテル	(株)トップ	III	トップ持続硬膜外麻酔用カテーテル	15800BZZ00256000	(株)トップ 営業本部	03-3882-7741	ポリエチレン
硬膜外麻酔用カテーテル	ビー・ブラウンエースクラップ(株)	III	ペリフィックス	20200BZY00051000	ホスピタルケア事業部マーケティング部	03-3814-2704	ポリアミド・ポリウレタン
硬膜外麻酔用カテーテル	テレフレックスメディカルジャパン(株)	III	ARROW フレックスチップ PLUS	22900BZX00040000	カスタマーサービス	0570-055-160	ポリウレタン
硬膜外麻酔用カテーテル	テレフレックスメディカルジャパン(株)	III	アロー硬膜外麻酔用カテーテル	20500BZY00105000	カスタマーサービス	0570-055-160	ポリウレタン
歯科用手袋	メンリッケヘルスケア(株)	I	バイオジェルデンタル	13B1X10015SC0001	メンリッケヘルスケア(株)サージカル事業部	03-6914-5006	
歯科用手袋	オカモト(株)	I	トクヤマ ラテックス グローブ	13B2X10078000005	(株)クヤマデンタル	0120-54-1182	
歯科用手袋	オカモト(株)	I	ドクターハンドデンタルパウダーフリー	13B2X10078000012	手袋・メディカル部	03-3817-4172	
歯科用手袋	三興化学工業(株)	I	デンタルフィット	34B2X00060600011	品質保証部	0827-52-3111	
歯科用手袋	三興化学工業(株)	I	オドプロ	34B2X00060600012	品質保証部	0827-52-3111	
歯科用手袋	オカモト(株)	I	トクヤマ プロフェッショナルグローブ	13B2X10078000003	(株)クヤマデンタル	0120-54-1182	
歯科用手袋	原田産業(株)	I	ジージー グローブII	27B1X00021000062	メディカルチーム	06-6244-0978	

一般的名称	製造販売業者名	クラス分類	販売名	承認・認証番号等	お問合せ先	TEL	備考(主たる素材名)
歯科用手袋	オカモト(株)	I	トクヤマ ニトリルグローブ	13B2X10078000006	(株)ヤマダデンタル	0120-54-1182	ニトリルブタジエンゴム
手動式注入調節装置	小林製薬(株)	I	コバメット加圧バッグ	27B1X00008000166	小林メディカルカンパニー 事業戦略部マーケティングG	06-6223-0602	PVC、ポリアミド
手動式注入調節装置	日本メディカルネクスト(株)	I	コバメット加圧バッグ	27B1X00008000166	開発・薬事部 品質保証部	06-6222-6606	PVC、ポリアミド
静脈ライン用フィルタ	テルモ(株)	II	テルフュージョンファイナルフィルターPS	20300BZX00953000	テルモ・コールセンター	0120-12-8195	ポリスルホン
食道経由経腸栄養用チューブ	(株)イズモヘルス	II	ザ・ヘルス栄養カテーテル	15500BZZ00200000	(株)イズモヘルス 総務部	0263-62-2392	
食道経由経腸栄養用チューブ	(株)ジェイ・エム・エス	II	JMS栄養カテーテル	14100BZZ00081003	薬事・品質保証部 安全管理室	082-243-5806	塩化ビニル樹脂
食道経由経腸栄養用チューブ	ニプロ(株)	II	ニプロ栄養カテーテル	221AABZX00062000	ホスピタルケア商品開発・技術営業部	06-6373-0563	塩化ビニル樹脂
人工開口向け単回使用内視鏡用非能動処置具	コヴィディエンジャパン(株)	II	腹腔鏡下手術用器具	20600BZY00298000	コヴィディエンジャパン(株)SI事業部	0120-998-971	
人工開口向け単回使用内視鏡用非能動処置具	コヴィディエンジャパン(株)	II	スネースメーカー	22000BZX01439000	コヴィディエンジャパン(株)SI事業部	0120-998-971	
人工開口向け単回使用内視鏡用非能動処置具	(株)ハソ光	II	細径内視鏡用ニードルセット	20900BZZ00833000	メディカル開発室	03-5804-8500	ステンレス、PP
創部用吸引留置カテーテル	(株)メディコン	II	デイボール リリアバック	20300BZY00713000	(株)メディコン安全管理部	06-6203-6543	
創部用吸引留置カテーテル	(株)メディコン	II	デイボール リリアバック	20300BZY00713000	(株)メディコン安全管理室	06-6203-6543	ポリ塩化ビニル、シリコーンゴム
創部用吸引留置カテーテル	(株)メディコン	II	デイボール CWS400 PVCセット	20400BZY00279000	(株)メディコン安全管理室	06-6203-6543	ポリ塩化ビニル
創部用吸引留置カテーテル	メドライン・ジャパン合同会社	II	メドライン ドレナージ システム	229ADBZX00017000	東京本社・マーケティング部	03-5842-8840	ポリ塩化ビニル、シリコーンゴム
単回使用気管切開チューブ	コヴィディエンジャパン(株)	II	気管切開チューブ	15900BZY00190000	コヴィディエンジャパン(株)カスタマーサポートセンター	0120-998-971	
換気補強型気管切開チューブ	コヴィディエンジャパン(株)	II	Shiley補強型気管切開チューブ	226AABZX00077000	コヴィディエンジャパン(株)カスタマーサポートセンター	0120-998-971	
単回使用気管切開チューブ	クリエートメディック(株)	II	気管切開チューブ	15900BZZ00179000	クリエートメディック(株)	045-943-3929	シリコーンゴム
単回使用気管切開チューブ	(株)トップ	II	トップ気管切開チューブ	20600BZZ00659000	(株)トップ 営業本部	03-3882-7741	シリコーンゴム
単回使用気管切開チューブ	富士システムズ(株)	II	GB気管切開チューブ	220ADBZX00121000	安全対策室	03-5689-1921	シリコーンゴム
単回使用気管切開チューブ	富士システムズ(株)	II	シルバー気管切開チューブ	22600BZX00367000	安全対策室	03-5689-1921	シリコーンゴム

製品リスト

一般的名称	製造販売業者名	クラス分類	販売名	承認・認証番号等	お問合せ先	TEL	備考（主たる素材名）
胆管造影用カテーテル	テレフレックスメディカルジャパン(株)	II	フロー胆管造影カテーテル	20400BZY00389000	カスタマーサービス	0570-055-160	
胆管造影用カテーテル	(株)八光	II	胆道造影カテーテル	16100BZZ01356000	メディカル開発室	03-5804-8500	フッ素樹脂
胆管造影用カテーテル	(株)八光	II	コラジオカテーテル	20500BZZ00819000	メディカル開発室	03-5804-8500	フッ素樹脂
胆管造影用カテーテル	(株)八光	II	ヘヌニードル	20500BZZ00992000	メディカル開発室	03-5804-8500	ステンレス、プリカレタン、フッ素樹脂
胆管造影用カテーテル	富士システムズ(株)	II	IOCバルーンカテーテル	21600BZY00299000	安全対策室	03-5689-1921	シリコーンゴム
短期的使用胃瘻栄養用チューブ	(株)メディコン	II	バード ガストロストミーチューブ	20900BZY00107000	(株)メディコン安全管理部	06-6203-6543	シリコーンゴム
短期的使用胃瘻栄養用チューブ	富士システムズ(株)	II	GB胃瘻バルーンカテーテル	220ADBZX00115000	安全対策室	03-5689-1921	シリコーンゴム
短期的使用腎瘻用カテーテル	(株)メディコン	II	バーディックス マレコ	15100BZY00781000	(株)メディコン安全管理部	06-6203-6543	
長期的使用腎瘻用カテーテル	Cook Japan(株)	III	尿管カテーテル	15700BZY00772000	Cook Japan(株)	0120-289-902	
短期的使用腎瘻用カテーテル	富士システムズ(株)	II	腎盂バルーンカテーテルS	220ADBZX00110000	安全対策室	03-5689-1921	シリコーンゴム
短期的使用腎瘻用カテーテル	(株)メディコン	II	アンジオメッド 尿路ステントセット	16100BZY00952000	(株)メディコン安全管理部	06-6203-6543	ポリウレタン、ポリエチレン
短期的使用腎瘻用カテーテル	(株)メディコン	II	アンジオメッド ソフトレインネフロストミーセット	20800BZY00316000	(株)メディコン安全管理部	06-6203-6543	ポリウレタン
短期的使用胆管用カテーテル	Cook Japan(株)	II	PTCDセット	16100BZY00608000	Cook Japan(株)	0120-289-902	
短期的使用胆管用カテーテル	(株)八光	II	PTC-Dセット T型	15800BZZ00385000	メディカル開発室	03-5804-8500	ステンレス、PE
短期的使用胆管用カテーテル	(株)八光	II	超音波ガイド下1ステップPBDレナージセットS型	16200BZZ00396000	メディカル開発室	03-5804-8500	ステンレス、PE
短期的使用胆管用カテーテル	(株)八光	II	フラワーカテーテルV型セット	16200BZZ00678000	メディカル開発室	03-5804-8500	PE
短期的使用胆管用カテーテル	(株)八光	II	ピッグテールカテーテル	20100BZY02090000	メディカル開発室	03-5804-8500	PE
短期的使用泌尿器用フォーリーカテーテル	(株)メディコン	II	バーディア シリコーンコーティングフォーリー カテーテル	15100BZY01636000	(株)メディコン安全管理部	06-6203-6543	
短期的使用泌尿器用フォーリーカテーテル	(株)メディコン	II	バーディア バイオキャス フォーリーカテーテル	20400BZY00388000	(株)メディコン安全管理部	06-6203-6543	

一般的名称	製造販売業者名	クラス分類	販売名	承認・認証番号等	お問合せ先	TEL	備考（主たる素材名）
短期的使用泌尿器器用フォーリーカテーテル	(株)メディコン	II	バーダム バイオキャス フォーリーカテーテル	20400BZY00388A01	(株)メディコン安全管理部	06-6203-6543	
短期的使用泌尿器器用フォーリーカテーテル	(株)メディコン	II	バーデックス バイオキャス フォーリーカテーテル	20400BZY00541000	(株)メディコン安全管理部	06-6203-6543	
短期的使用泌尿器器用フォーリーカテーテル	(株)メディコン	II	バーン バイオキャス フォーリーカテーテル	20400BZY00541A01	(株)メディコン安全管理部	06-6203-6543	
短期的使用泌尿器器用フォーリーカテーテル	(株)メディコン	II	バード バイオキャス マテック	20800BZY00494000	(株)メディコン安全管理部	06-6203-6543	
短期的使用泌尿器器用フォーリーカテーテル	(株)メディコン	II	バードK.C. フォーリートレイB	20900BZY01023000	(株)メディコン安全管理部	06-6203-6543	
短期的使用泌尿器器用フォーリーカテーテル	(株)トップ	II	トップラテックスバルーン	20700BZY00994000	(株)トップ 営業本部	03-3882-7741	
短期的使用泌尿器器用フォーリーカテーテル	(株)トップ	II	トップSCラテックスバルーン	20700BZY01207000	(株)トップ 営業本部	03-3882-7741	
短期的使用泌尿器器用フォーリーカテーテル	テルモ・ビーエスエス(株)	II	ノバルティスバルーンカテーテル	219AIBZX00083000	テルモ株コールセンター	0120-12-8195	
短期的使用泌尿器器用フォーリーカテーテル	澤合ゴム(株)	II	SIバルーン カテーテル	20200BZZ01438000	技術管理部	0858-85-5656	
短期的使用泌尿器器用フォーリーカテーテル	澤合ゴム(株)	II	ニプロバルーンカテーテル	20200BZZ01438000	技術管理部	0858-85-5656	
短期的使用泌尿器器用フォーリーカテーテル	日本コヴィディエン(株)	II	ヘマチュリアバルーンカテーテル	14600BZY00685000	日本コヴィディエン(株)	0120-917-205	
短期的使用泌尿器器用フォーリーカテーテル	日本コヴィディエン(株)	II	フォーリーカテーテル	14700BZY00484000	日本コヴィディエン(株)	0120-917-205	
短期的使用泌尿器器用フォーリーカテーテル	日本コヴィディエン(株)	II	ハイドロジェルコート フォーリーカテーテル	21100BZY00388000	日本コヴィディエン(株)	0120-998-971	
短期的使用泌尿器器用フォーリーカテーテル	東レ・メディカル(株)	II	シリコーンエラストマー・フォーリーカテーテルII	21500BZY00186000	医療材事業部門 プロダクトマーケティング室	03-6262-3823	
短期的使用泌尿器器用フォーリーカテーテル	東レ・メディカル(株)	II	ハイドロコート・フォーリーカテーテルII	20900BZY0070000	医療材事業部門 プロダクトマーケティング室	03-6262-3823	
短期的使用泌尿器器用フォーリーカテーテル	澤合ゴム(株)	II	エンゼルシリコーンコーテッド フォーリーカテーテル	229AFBZX00074000	技術管理部	0858-85-5656	
短期的使用泌尿器器用フォーリーカテーテル	澤合ゴム(株)	II	ラテックスシリコーンコーテッド フォーリーカテーテル	229AFBZX00075000	技術管理部	0858-85-5656	
短期的使用泌尿器器用フォーリーカテーテル	テレフレックスメディカルジャパン(株)	II	RUSCH フォーリーカテーテル	226AIBZX00063000	カスタマーサービス	0570-055-160	
短期的使用泌尿器器用フォーリーカテーテル	クリエートメディック(株)	II	チーマンカテーテル	15900BZZ00535000	クリエートメディック(株)	045-943-3929	シリコーンゴム
短期的使用泌尿器器用フォーリーカテーテル	クリエートメディック(株)	II	オールシリコーンフォーリーカテーテル	16100BZZ01536000	クリエートメディック(株)	045-943-3929	シリコーンゴム
短期的使用泌尿器器用フォーリーカテーテル	テルモ(株)	II	サフィードELバルーンカテーテル	20200BZZ00775000	テルモ・コールセンター	0120-12-8195	熱可塑性エラストマー

製品リスト

一般的名称	製造販売業者名	クラス分類	販売名	承認・認証番号等	お問合せ先	TEL	備考（主たる素材名）
短期的使用泌尿器使用用フォーリーカテーテル	テルモ(株)	II	サフィードシリコーンバルーンカテーテル	15700BZZ01616000	テルモ・コールセンター	0120-12-8195	シリコーン
短期的使用泌尿器使用用フォーリーカテーテル	テルモ・ビー・エス・エス(株)	II	ノルタオールシリコーンカテーテルA	218AIBZX00023000	テルモ・コールセンター	0120-12-8195	シリコーン
短期的使用泌尿器使用用フォーリーカテーテル	(株)トップ	II	トップオールシリコーンフォーリーカテーテル	20500BZY00061000	(株)トップ 営業本部	03-3882-7741	シリコーンゴム
短期的使用泌尿器使用用フォーリーカテーテル	(株)トップ	II	トップオールシリコーンフォーリーカテーテル	219AABZX00164000	(株)トップ 営業本部	03-3882-7741	シリコーンゴム
短期的使用泌尿器使用用フォーリーカテーテル	富士システムズ(株)	II	シリコーンフォーリーカテーテル	220ADBZX00112000	安全対策室	03-5689-1921	シリコーンゴム
短期的使用泌尿器使用用フォーリーカテーテル	(株)メディコン	II	バーディックス オールシリコンフォーリーカテーテル	20300BZY00712000	(株)メディコン安全管理部	06-6203-6543	シリコーンゴム
短期的使用泌尿器使用用フォーリーカテーテル	日本コヴィディエン(株)	II	ハイドロジェルコートオールシリコンフォーリーカテーテル	21600BZY00305000	日本コヴィディエン(株)	0120-998-971	シリコーンゴム
短期的使用泌尿器使用用フォーリーカテーテル	テレフレックスメディカルジャパン(株)	II	RUSCHシリコーンフォーリーカテーテル	226AIBZX00064000	カスタマーサービス	0570-055-160	シリコーンゴム
弾性ストッキング	テルモ・ビー・エス・エス(株)	I	ジョブスト ベラバー	13B2X00162000005	テルモ・コールセンター	0120-12-8195	ポリアミド/ポリウレタン
弾性ストッキング	日本コヴィディエン(株)	I	T.E.D.サージカルストッキング	22B1X00007KD001A	日本コヴィディエン(株)	0120-917-205	ポリエステル、ナイロン、ポリウレタン系樹脂
中心循環系閉塞術用血管内カテーテル	ボストン・サイエンティフィックジャパン(株)	IV	イクアライザー オブリューションバルーンカテーテル	21800BZY10143000	ボストン・サイエンティフィック ジャパン(株)（代）	03-6853-1000	
中心循環系閉塞術用血管内カテーテル	エドワーズライフサイエンス(株)	IV	フォガティオクルージョンカテーテル	15100BZY00908000	エドワーズライフサイエンス(株)VCCマーケティング部	03-6894-0610	
中心循環系閉塞術用血管内カテーテル	ニプロ(株)	IV	ニプロオクルージョンカテーテル	21300BZZ00541000	バスキュラー事業部	06-6373-9391	
中心循環系閉塞術用血管内カテーテル	スーガン(株)	IV	バルト デタッチャブルバルーン用カテーテルセット	20100BZY00563000	シーマン(株) 営業部	06-6354-7702	
中心循環系閉塞術用血管内カテーテル	スーガン(株)	IV	バルト マジック オブリュージョンカテーテル	21800BZY10096000	シーマン(株) 営業部	06-6354-7702	
中心循環系閉塞術用血管内カテーテル	日本メドトロニック(株)	IV	バルーン・カテーテル	16100BZY00067000	カーディオ・バスキュラー事業部	03-6430-2014	
中心循環系閉塞術用血管内カテーテル	東郷メディキット(株)	IV	メディキット オブリュージョンバルーンカテーテル	21600BZZ00024000	東郷メディキット(株) 品質保証部	0982-53-8027	シリコーンゴム
中心循環系閉塞術用血管内カテーテル	(株)イスモヘルス	IV	メラバルーンカテーテル	21500BZZ00731000	県工医科工業(株) お客様相談室	03-3812-3254	シリコーンゴム
腸管用チューブ	(株)イスモヘルス	II	ザ ヘルス 腸カテーテル	15700BZZ00907000	(株)イスモヘルス 総務部	0263-62-2392	
腸管用チューブ	クリエートメディック(株)	II	腸カテーテル	15900BZZ00847000	クリエートメディック(株)	045-943-3929	シリコーンゴム

一般的名称	製造販売業者名	販売名	クラス分類	承認・認証番号等	お問合せ先	TEL	備考（主たる素材名）
腸管用チューブ	クリエートメディック(株)	バルーンブジー	II	16200BZZ00159000	クリエートメディック(株)	045-943-3929	シリコーンゴム
腸管用チューブ	富士システムズ(株)	イレウスチューブIII	II	222ADBZX00106000	安全対策室	03-5689-1921	シリコーンゴム
腸管用チューブ	(株)イスモ・ヘルス	ザ・ヘルスジリコンネラトンカテーテル	II	16300BZZ00983000	(株)イスモ・ヘルス 総務部	0263-62-2392	シリコーンゴム
長期使用尿管用チューブステント	Cook Japan(株)	尿管カテーテル	III	16000BZY00365000	Cook Japan(株)	0120-289-902	
長期使用尿管用チューブステント	(株)メディコン	バード ダイバージョン ステント	III	16100BZY00612000	(株)メディコン安全管理部	06-6203-6543	シリコーンゴム
長期使用尿管用チューブステント	(株)メディコン	アンジオメッド グロンフト ダイバージョンステント	III	20400BZY01231000	(株)メディコン安全管理部	06-6203-6543	ポリウレタン
長期使用尿管用チューブステント	(株)メディコン	アンジオメッド ビューロフレックス ダイバージョンステント	III	20400BZY01235000	(株)メディコン安全管理部	06-6203-6543	ポリウレタン
長期使用尿管用チューブステント	(株)メディコン	バード インレイステント トライパック	III	21200BZY00410000	(株)メディコン安全管理部	06-6203-6543	ポリウレタン
長期使用尿管用チューブステント	(株)メディコン	バード インレイオプティマ ステント セット	III	22100BZY00009000	(株)メディコン安全管理部	06-6203-6543	ポリウレタン
天然ゴム製検査・検診用手袋	(株)ジェイ・エム・エス	アンセルイグザミネーショングローブ	I	34B1X00001000052	薬事・品質保証部 安全管理室	082-243-5806	
天然ゴム製検査・検診用手袋	(株)トップ	センパーメッドクラスメディカル グローブ	I	13B1X00085000068	(株)トップ 営業本部	03-3882-7741	
天然ゴム製検査・検診用手袋	(株)トップ	レミディーエグザミグローブ	I	13B1X00085000071	(株)トップ 営業本部	03-3882-7741	
天然ゴム製検査・検診用手袋	(株)トップ	ジョイラテックスエグザミネーション グローブ	I	13B1X00085000069	(株)トップ 営業本部	03-3882-7741	
天然ゴム製検査・検診用手袋	(株)トップ	ジョイラテックスエグザミネーション グローブ パウダーフリー	I	13B1X00085000070	(株)トップ 営業本部	03-3882-7741	
天然ゴム製検査・検診用手袋	(株)トップ	ボールラテックスエグザミネーション グローブパウダーフリー	I	13B1X00085000067	(株)トップ 営業本部	03-3882-7741	
天然ゴム製検査・検診用手袋	オカモト(株)	オカモト検査・検診用ゴム手袋 ソフトタッチ・ラテハンド オリジナル	I	13B2X10078000013	手袋・メディカル部	03-3817-4172	
天然ゴム製検査・検診用手袋	(株)ジェイ・エム・エス	JMSラテックスグローブ パウダーフリー	I	34B1X00001000082	薬事・品質保証部 安全管理室	082-243-5806	
天然ゴム製検査・検診用手袋	東レ・メディカル(株)	検査用手袋 イグザミグローブ ノーパウダーT (未滅菌)	I	13B1X00015000013	医療材事業部門 プロダクトマーケティング室	03-6262-3823	
天然ゴム製検査・検診用手袋	東レ・メディカル(株)	検査用手袋センシタッチ・イグザミNP (滅菌済)	I	13B1X00015000019	医療材事業部門 プロダクトマーケティング室	03-6262-3823	
非天然ゴム製検査・検診用手袋	東レ・メディカル(株)	トレフィットNP	I	13B1X00015000003	医療材事業部門 プロダクトマーケティング室	03-6262-3823	ポリ塩化ビニル

製品リスト

一般的名称	製造販売業者名	クラス分類	販売名	承認・認証番号等	お問合せ先	TEL	備考（主たる素材名）
非天然ゴム製検査・検診用手袋	東レ・メディカル(株)	I	トレフィットNP（滅菌済）	13B1X00015000011	医療材事業部門 プロダクトマーケティング室	03-6262-3823	ポリ塩化ビニル
非天然ゴム製検査・検診用手袋	(株)トップ	I	レスティーPVCエグザミネーショングローブ	13B1X00085000062	(株)トップ 営業本部	03-3882-7741	ポリ塩化ビニル
非天然ゴム製検査・検診用手袋	(株)トップ	I	レスティーPVCメディカルグローブ（パウダーフリー）	13B1X00085000063	(株)トップ 営業本部	03-3882-7741	ポリ塩化ビニル
非天然ゴム製検査・検診用手袋	東レ・メディカル(株)	I	トレフィット・ニトリル (NP)	13B1X00015000023	医療材事業部門 プロダクトマーケティング室	03-6262-3823	ニトリルブタジエンゴム
非天然ゴム製検査・検診用手袋	東レ・メディカル(株)	I	トレフィット・ニトリルブルー (NP)	13B1X00015000024	医療材事業部門 プロダクトマーケティング室	03-6262-3823	ニトリルブタジエンゴム
非天然ゴム製検査・検診用手袋	東レ・メディカル(株)	I	センシタッチ・ニトリルNP（未滅菌）	13B1X00015000012	医療材事業部門 プロダクトマーケティング室	03-6262-3823	ニトリルブタジエンゴム
非天然ゴム製検査・検診用手袋	オカモト(株)	I	オカモト検査・検診用ゴム手袋 ソフトタッチ・ニトリルハンド 0.07	13B2X10078000017	手袋・メディカル部	03-3817-4172	ポリ塩化ビニル
非天然ゴム製検査・検診用手袋	オカモト(株)	I	オカモト検査・検診用ビニール手袋 ソフトタッチ・ブランドライト パウダーフリー	13B2X10078000020	手袋・メディカル部	03-3817-4172	ポリ塩化ビニル
非天然ゴム製検査・検診用手袋	(株)ジェイ・エム・エス	I	JMSニトリルグローブ	34B1X00001000090	薬事・品質保証本部 安全管理室	082-243-5806	ニトリルゴム
非天然ゴム製検査・検診用手袋	(株)ジェイ・エム・エス	I	Jフィット グローブ F	34B1X00001000091	薬事・品質保証本部 安全管理室	082-243-5806	ポリ塩化ビニル
非天然ゴム製検査・検診用手袋	(株)ジェイ・エム・エス	I	プラスチックグローブ	34B1X00001000094	薬事・品質保証本部 安全管理室	082-243-5806	ポリ塩化ビニル
非天然ゴム製検査・検診用手袋	(株)ジェイ・エム・エス	I	JMSプラスチック手袋パウダーフリー（未滅菌）	34B1X00001000062	薬事・品質保証本部 安全管理室	082-243-5806	ポリ塩化ビニル
非天然ゴム製検査・検診用手袋	(株)ジェイ・エム・エス	I	JMSプラスチック手袋パウダーフリー（滅菌済）	34B1X00001000061	薬事・品質保証本部 安全管理室	082-243-5806	ポリ塩化ビニル
非天然ゴム製検査・検診用手袋	(株)ジェイ・エム・エス	I	アンセルニトリルグローブ	34B1X00001000068	薬事・品質保証本部 安全管理室	082-243-5806	ニトリルゴム
非天然ゴム製検査・検診用手袋	(株)ジェイ・エム・エス	I	プラスチックグローブ パウダーフリー	34B1X00001000064	薬事・品質保証本部 安全管理室	082-243-5806	ポリ塩化ビニル
非天然ゴム製検査・検診用手袋	メドライン・ジャパン合同会社	I	メドライン非天然ゴム検査・検診用手袋	13B1X00062GLV003	東京本社・マーケティング部	03-5842-8840	
非天然ゴム製検査・検診用手袋	メドライン・ジャパン合同会社	I	メドライン検査・検診用手袋（ビニル1）	13B1X00062GLV004	東京本社・マーケティング部	03-5842-8840	
非天然ゴム製検査・検診用手袋	メドライン・ジャパン合同会社	I	メドライン検査・検診用手袋（ビニル2）	13B1X00062GLV005	東京本社・マーケティング部	03-5842-8840	
非天然ゴム製検査・検診用手袋	メドライン・ジャパン合同会社	I	メドライン検査・検診用手袋（化学療法用）	13B1X00062GLV006	東京本社・マーケティング部	03-5842-8840	

一般的名称	製造販売業者名	クラス分類	販売名	承認・認証番号等	お問合せ先	TEL	備考（主たる素材名）
天然ゴム製手術用手袋	(株)ジェイ・エム・エス	II	ガメックス	15300BZY00195000	薬事・品質保証部 安全管理室	082-243-5806	
天然ゴム製手術用手袋	(株)ジェイ・エム・エス	II	ガメックス パウダーフリー	21200BZY00282000	薬事・品質保証部 安全管理室	082-243-5806	

一般的名称	製造販売業者名	クラス分類	販売名	承認・認証番号等	お問合せ先	TEL	備考（主たる素材名）
天然ゴム製手術用手袋	(株)ジェイ・エム・エス	II	マイクロ・シン	220ADBZX00028000	薬事・品質保証室 安全管理室	082-243-5806	
天然ゴム製手術用手袋	(株)ジェイ・エム・エス	II	マイクロ・シン パウダーフリー	219ADBZX00160000	薬事・品質保証室 安全管理室	082-243-5806	
天然ゴム製手術用手袋	(株)木村メディカル	II	テクラップII	21100BZY00657000	市販後調査部	0120-85-8120	
天然ゴム製手術用手袋	メンリッケヘルスケア(株)	II	バイオジェル インディケーター アンダーグローブ	222ADBZX00020000	メンリッケヘルスケア(株) サージカル事業部	03-6914-5006	
天然ゴム製手術用手袋	メンリッケヘルスケア(株)	II	バイオジェル	222ADBZX00017000	メンリッケヘルスケア(株) サージカル事業部	03-6914-5006	
天然ゴム製手術用手袋	(株)トップ	II	メディトップ手術用手袋	20400BZY01165000	(株)トップ 営業本部	03-3882-7741	
天然ゴム製手術用手袋	(株)トップ	II	センパーメッド手術用手袋	20600BZY01062000	(株)トップ 営業本部	03-3882-7741	
天然ゴム製手術用手袋	オカモト(株)	II	オカモト手術用手袋 パウダーフリー	21900BZX00213000	手袋・メディカル部	03-3817-4172	
天然ゴム製手術用手袋	東レ・メディカル(株)	II	手術用手袋 センシタッチ・プロ・ノーパウダー	218ADBZX00019000	東レ・メディカル(株) 医療用具事業部門 マーケティング室	03-6262-3823	
天然ゴム製手術用手袋	(株)ジェイエスエス	II	コンフォームMk-II	218ADBZX00007000	(株)インターメッドジャパン	06-6222-1951	
天然ゴム製手術用手袋	(株)ジェイエスエス	II	ニューテックス	218ADBZX00005000	(株)インターメッドジャパン	06-6222-1951	
天然ゴム製手術用手袋	メドライン・ジャパン合同会社	II	ディスポーザブル手術用手袋	220AABZX00098000	東京本社・マーケティング部	03-5842-8840	
天然ゴム製手術用手袋	三興化学工業(株)	II	サンローソフトパウダーフリー	220ADBZX00008000	品質保証部	0827-52-3111	
天然ゴム製手術用手袋	三興化学工業(株)	II	サンコープロレスパウダーフリー	220ADBZX00010000	品質保証部	0827-52-3111	
天然ゴム製手術用手袋	三興化学工業(株)	II	トーマンパウダーフリー	220ADBZX00009000	品質保証部	0827-52-3111	
天然ゴム製手術用手袋	三興化学工業(株)	II	トーマニューサージカルグローブ パウダーフリー	219ADBZX00187000	品質保証部	0827-52-3111	
天然ゴム製手術用手袋	三興化学工業(株)	II	ニプロサージカルハンドパウダーフリー	219ADBZX00185000	品質保証部	0827-52-3111	
天然ゴム製手術用手袋	東レ・メディカル(株)	II	手術用手袋 メディグリップ・ノーパウダー	226ADBZX00161000	東レ・メディカル(株) 医療用具事業部門 マーケティング室	03-6262-3823	
天然ゴム製手術用手袋	東レ・メディカル(株)	II	手術用手袋 センシタッチ・プロ・アンダーグローブ	222ADBZX00021000	東レ・メディカル(株) 医療用具事業部門 マーケティング室	03-6262-3823	
天然ゴム製手術用手袋	東レ・メディカル(株)	II	手術用手袋 センシタッチ・プロ・マイクロ	229ADBZX00039000	東レ・メディカル(株) 医療用具事業部門 マーケティング室	03-6262-3823	
天然ゴム製手術用手袋	(株)ジェイエスエス	II	IMJ天然ゴム製手術用手袋	227ADBZX00126000	(株)インターメッドジャパン	06-6222-1951	

製品リスト

一般的名称	製造販売業者名	クラス分類	販売名	承認・認証番号等	お問合せ先	TEL	備考（主たる素材名）
天然ゴム製手術用手袋	メドライン・ジャパン合同会社	II	メドライン天然ゴム製手術用手袋	224ADBZX00167000	東京本社・マーケティング部	03-5842-8840	
天然ゴム手術用手袋	三興化学工業(株)	II	エンブレム手術用手袋パウダーフリー	221ADBZX00109000	品質保証部	0827-52-3111	天然ゴム
天然ゴム製手術用手袋	三興化学工業(株)	II	サンコールキーフィットパウダーフリーマイクロ	229ADBZX00084000	品質保証部	0827-52-3111	天然ゴム
天然ゴム製手術用手袋	三興化学工業(株)	II	サンコールキーフィットパウダーフリーレギュラー	229ADBZX00085000	品質保証部	0827-52-3111	天然ゴム
天然ゴム製手術用手袋	三興化学工業(株)	II	サンコールキーフィットパウダーフリータフ	229ADBZX00086000	品質保証部	0827-52-3111	天然ゴム
非天然ゴム製手術用手袋	東レ・メディカル(株)	II	手術用手袋 センシダーム・ノーパウダー	218ADBZX00017000	医療材事業部門 プロダクトマーケティング室	03-6262-3823	クロロプレンゴム
非天然ゴム製手術用手袋	(株)ジェイ・エム・エス	II	ダーマプレンノーパウダー	220ADBZX00029000	薬事・品質保証部 安全管理室	082-243-5806	ポリイソプレン
非天然ゴム製手術用手袋	(株)ジェイエムエス	II	ダーマテックスII	218ADBZX00006000	(株)インターメドジャパン	06-6222-1951	ポリクロロプレン
非天然ゴム製手術用手袋	メンリッケヘルスケア(株)	II	バイオジェル スキンセンス	220ADBZX00134000	メンリッケヘルスケア(株) サージカル事業部	03-6914-5006	ポリクロロプレン
非天然ゴム製手術用手袋	メドライン・ジャパン合同会社	II	ディスポーザブル合成ゴム製手術用手袋	220AABZX00099000	東京本社・マーケティング部	03-5842-8840	ポリクロロプレン/ポリイソプレン
非天然ゴム製手術用手袋	東レ・メディカル(株)	II	手術用手袋 センシタッチ・プロ ポリイソプレン	222ADBZX00007000	医療材事業部門 プロダクトマーケティング室	03-6262-3823	ポリイソプレン
非天然ゴム製手術用手袋	東レ・メディカル(株)	II	手術用手袋 センシタッチ・プロ センソプレン・グリーン	225ADBZX00061000	医療材事業部門 プロダクトマーケティング室	03-6262-3823	クロロプレンゴム
非天然ゴム製手術用手袋	東レ・メディカル(株)	II	手術用手袋 センシタッチ・プロ センソプレン・ソフト	229ADBZX00011000	医療材事業部門 プロダクトマーケティング室	03-6262-3823	クロロプレンゴム
非天然ゴム製手術用手袋	(株)ジェイ・エム・エス	II	ガンメックス パウダーフリーAF マイクロ	225ADBZX00100000	薬事・品質保証本部 安全管理室	082-243-5806	クロロプレンゴム
非天然ゴム製手術用手袋	(株)ジェイ・エム・エス	II	AF・マイクロロボット	230ADBZX00014000	薬事・品質保証本部 安全管理室	082-243-5806	クロロプレンゴム
非天然ゴム製手術用手袋	メドライン・ジャパン合同会社	II	メドライン合成ゴム製手術用手袋	224ADBZX00168000	東京本社・マーケティング部	03-5842-8840	ポリクロロプレン/ポリイソプレン
非天然ゴム製手術用手袋	(株)ホギメディカル	II	テクラシーフ4	226ADBZX00006000	市販後調査部	0120-85-8120	ポリイソプレン
非天然ゴム製手術用手袋	メンリッケヘルスケア(株)	II	バイオジェル スキンセンス PI	222ADBZX00082000	メンリッケヘルスケア(株) サージカル事業部	03-6914-5006	ポリイソプレン
非天然ゴム製手術用手袋	メンリッケヘルスケア(株)	II	バイオジェル PI マイクロ	227ADBZX00200000	メンリッケヘルスケア(株) サージカル事業部	03-6914-5006	ポリイソプレン
非天然ゴム製手術用手袋	メンリッケヘルスケア(株)	II	バイオジェル PIインディケーターアンダーグローブ	222ADBZX00083000	メンリッケヘルスケア(株) サージカル事業部	03-6914-5006	ポリイソプレン

一般的名称	製造販売業者名	クラス分類	販売名	承認・認証番号等	お問合せ先	TEL	備考（主たる素材名）
非天然ゴム製手術用手袋	メンリッケヘルスケア(株)	II	バイオジェル ネオダーム	224ADBZX00108000	メンリッケヘルスケア(株) サージカル事業部	03-6914-5006	ポリクロロプレン
非天然ゴム製手術用手袋	三興化学工業(株)	II	エンブレム手術用手袋ラテックスフリー	211ADBZX00109000	品質保証部	0827-52-3111	ポリイソプレンゴム
非天然ゴム製手術用手袋	三興化学工業(株)	II	サンコールキューフィットゼロ	228ADBZX00065000	品質保証部	0827-52-3111	熱可塑性エラストマー
非天然ゴム製手術用手袋	三興化学工業(株)	II	サンコールキューフィットコリウム	229ADBZX00063000	品質保証部	0827-52-3111	熱可塑性エラストマー
尿管向け泌尿器用カテーテル	富士システムズ(株)	II	ネフロスミーカテーテル	21100BZZ00754000	安全対策室	03-5689-1921	シリコーンゴム
尿管向け泌尿器用カテーテル	(株)メディコン	II	ポリウレタン尿管カテーテル	15200BZY00058000	(株)メディコン安全管理部	06-6203-6543	ポリウレタン
尿管向け泌尿器用カテーテル	(株)メディコン	II	バード タイガーフィット尿管カテーテル	21000BZX00469000	(株)メディコン安全管理部	06-6203-6543	ポリウレタン
ネラトンカテーテル	澤谷ゴム(株)	II	ロビンソンカテーテルA	14500BZZ00342000	技術管理部	0858-85-5656	
ネラトンカテーテル	(株)イズモヘルス	II	ザ ヘルス ネラトンカテーテル	20600BZZ01067000	(株)イズモヘルス 総務部	0263-62-2392	
ネラトンカテーテル	(株)イズモヘルス	II	ザ ヘルス ロートネラトンカテーテル	21100BZZ00249000	(株)イズモヘルス 総務部	0263-62-2392	
ネラトンカテーテル	(株)イズモヘルス	II	ザ ヘルス シリコンネラトンカテーテル	16300BZZ00983000	(株)イズモヘルス 総務部	0263-62-2392	シリコーンゴム
ネラトンカテーテル	(株)ジェイ・エム・エス	II	JMSネラトンカテーテル	16100BZZ00949000	薬事・品質保証部	082-243-5806	塩化ビニル樹脂
ネラトンカテーテル	テルモ(株)	II	サフィードネラトンカテーテル	15000BZZ00896000	テルモ・コールセンター	0120-12-8195	塩化ビニル樹脂 (PVC)
ネラトンカテーテル	富士システムズ(株)	II	ファイコン ネラトンカテーテル	15000BZZ00985000	安全対策室	03-5689-1921	シリコーンゴム
ネラトンカテーテル	ニプロ(株)	II	ニプロネラトンカテーテル	2100BZZ01183000	ホスピタルケア商品開発・技術営業部	06-6373-0563	塩化ビニル樹脂
バリウム注腸向け直腸カテーテル	澤谷ゴム(株)	II	注腸カテーテルE	20700BZZ00851000	技術管理部	0858-85-5656	
バリウム注腸向け直腸カテーテル	クリエートメディック(株)	II	三管分離逆止弁付直腸カテーテル(Yチューブ)	20400BZZ00855000	クリエートメディック(株)	045-943-3929	スチレン系エラストマー
バルーン拡張式弁形成術用カテーテル	東レ(株)	IV	大動脈弁用インウエ・バルーン	22700BZX00243000	医療用具事業部	03-3245-6372	
バルーン拡張式弁形成術用カテーテル	(株)ライテック	IV	弁拡張式カテーテルZ-MEDII	22700BZX00101000	事業推進部	03-5767-9831	ポリアミド

製品リスト

一般的名称	製造販売業者名	クラス分類	販売名	承認・認証番号等	お問合せ先	TEL	備考（主たる素材名）
バルーン拡張式弁形成術用カテーテル	平和物産(株)	IV	オスピカ VACS	22700BZX00032000	開発部	03-3287-0731また(は)06-9533-2131	ポリアミド
バルーン拡張式弁形成術用カテーテル	平和物産(株)	IV	オスピカ VACSII	22800BZX00128000	開発部	03-3287-0731また(は)06-9533-2131	ポリアミド
バルーン拡張式弁形成術用カテーテル	(株)東海メディカルプロダクツ	IV	TMP BAVバルーンカテーテル	22800BZX00315000	薬事部	0568-81-7954	ポリウレタン
非コイル形換気用気管チューブ	コヴィディエンジャパン(株)	II	気管内チューブ	15300BZY00890000	コヴィディエンジャパン(株)カスタマーサポートセンター	0120-998-971	
非コイル形換気用気管チューブ	小林製薬(株)	II	パーカー気管チューブ	21200BZY00671000	小林メディカルカンパニー事業戦略部マーケティングG	06-6223-0602	PVC
非コイル形換気用気管チューブ	(株)トップ	II	トップ気管チューブ	16300BZY00578000	(株)トップ 営業本部	03-3882-7741	ポリ塩化ビニル
非コイル形換気用気管チューブ	富士システムズ(株)	II	気管内チューブN	21300BZZ00624000	安全対策室	03-5689-1921	シリコーンゴム
非コイル形換気用気管チューブ	コヴィディエンジャパン(株)	II	気管内チューブ	15300BZY00890000	コヴィディエンジャパン(株)カスタマーサポートセンター	0120-998-971	ポリ塩化ビニル
非コイル形換気用気管チューブ	メドライン・ジャパン合同会社	II	メドライン気管内チューブ	225ADBZX00197000	東京本社・マーケティング部	03-5842-8840	ポリ塩化ビニル
非コイル形換気用気管チューブ	テレフレックスメディカルジャパン(株)	II	SHERIDAN 気管チューブ	226AFBZX00135000	カスタマーサービス	0570-055-160	ポリ塩化ビニル
非コイル形換気用気管チューブ	テレフレックスメディカルジャパン(株)	II	RUSCH 気管チューブ	221AIBZX00033000	カスタマーサービス	0570-055-160	ポリ塩化ビニル
非コイル形換気用気管チューブ	日本メディカルネクスト(株)	II	パーカー気管チューブ	21200BZY00671000	開発・薬事部 品質保証部	06-6222-6606	PVC
プラスチックカニューレ型滅菌済み穿刺針	(株)八光	II	エラスターF	16300BZZ01786000	メディカル開発室	03-5804-8500	ステンレス, PP, フッ素樹脂
プラスチックカニューレ型滅菌済み穿刺針	テルモ(株)	II	サーフロー留置針	15500BZZ01257000	テルモ・コールセンター	0120-12-8195	フッ素樹脂（ETFE）
プラスチックカニューレ型滅菌済み穿刺針	テルモ(株)	II	サーフローフラッシュ	20900BZZ00808000	テルモ・コールセンター	0120-12-8195	フッ素樹脂（ETFE）
プラスチックカニューレ型滅菌済み穿刺針	テルモ(株)	II	サーフローF&F	21000BZZ00608000	テルモ・コールセンター	0120-12-8195	ポリウレタン
プラスチックカニューレ型滅菌済み穿刺針	テルモ(株)	II	シュアシールドサーフローII	21300BZZ00414000	テルモ・コールセンター	0120-12-8195	フッ素樹脂（ETFE）
プラスチックカニューレ型滅菌済み穿刺針	テルモ(株)	II	シュアシールドサーフローIIH	21400BZZ00540000	テルモ・コールセンター	0120-12-8195	フッ素樹脂（ETFE）
プラスチックカニューレ型滅菌済み穿刺針	(株)トップ	II	ベニューラS	15900BZY01952000	(株)トップ 営業本部	03-3882-7741	テフロン
プラスチックカニューレ型滅菌済み穿刺針	ニプロ(株)	II	ニプロセーフレットキャス	15900BZZ01053000	ホスピタルケア商品開発・技術営業部	06-6373-0563	フッ素樹脂（ETFE）

一般的名称	製造販売業者名	クラス分類	販売名	承認・認証番号等	お問合せ先	TEL	備考（主たる素材名）
プラスチックカニューレ型滅菌済み穿刺針	ニプロ(株)	II	ニプロセーフレットキャスPU	21200BZZ00327000	ホスピタルケア商品開発・技術営業部	06-6373-0563	ポリウレタン
プラスチックカニューレ型滅菌済み穿刺針	ニプロ(株)	II	ニプロセーフタッチキャス	21200BZZ00479000	ホスピタルケア商品開発・技術営業部	06-6373-0563	フッ素樹脂（ETFE）
麻酔用滅菌済み穿刺針	(株)八光	III	ディスポーザブル神経ブロック針	14700BZZ01169000	メディカル開発室	03-5804-8500	ステンレス、PP
麻酔用滅菌済み穿刺針	(株)八光	III	ソフレクトニードル	16200BZZ01607A01	メディカル開発室	03-5804-8500	ステンレス、PP、PVC
麻酔用滅菌済み穿刺針	(株)八光	III	神経ブロック用双極針	20100BZZ01910000	メディカル開発室	03-5804-8500	ステンレス、PVC
輸液ポンプ用輸液セット	テルモ(株)	II	テルフュージョンポンプ用チューブセット（フィルター付）	20800BZZ00553000	テルモ・コールセンター	0120-12-8195	塩化ビニル樹脂（PVC）
輸液ポンプ用輸液セット	テルモ(株)	II	テルフュージョンポンプ用定量輸液セットA	20300BZZ00406000	テルモ・コールセンター	0120-12-8195	塩化ビニル樹脂（PVC）/ポリブタジエン
輸液ポンプ用輸液セット	テルモ(株)	II	テルフュージョンポンプ用定量輸液セットHi	20900BZZ00874000	テルモ・コールセンター	0120-12-8195	ポリブタジエン
輸液ポンプ用輸液セット	テルモ(株)	II	テルフュージョンポンプ用輸液セット	16100BZZ00668000	テルモ・コールセンター	0120-12-8195	塩化ビニル樹脂（PVC）/ポリブタジエン
輸液ポンプ用輸液セット	テルモ(株)	II	テルフュージョンポンプ用輸液セットHi	20900BZZ00632000	テルモ・コールセンター	0120-12-8195	ポリブタジエン
輸液ポンプ用輸液セット	アトムメディカル(株)	II	アトム輸液セットAS	219AABZX00180000	アトムメディカル品質管理部	048-853-3661	ポリ塩化ビニル
輸液ポンプ用輸液セット	アトムメディカル(株)	II	アトム定量輸液セットAS	219AABZX00181000	アトムメディカル品質管理部	048-853-3661	ポリ塩化ビニル
輸液ポンプ用輸液セット	アトムメディカル(株)	II	アトム輸液セット	20700BZY00316000	アトムメディカル品質管理部	048-853-3661	ポリ塩化ビニル
輸液ポンプ用輸液セット	アトムメディカル(株)	II	アトム定量輸液セット	20700BZY01017000	アトムメディカル品質管理部	048-853-3661	ポリ塩化ビニル
輸液ポンプ用輸液セット	ニプロ(株)	II	ニプロ輸液ポンプ用セット	220AABZX00175000	ホスピタルケア商品開発・技術営業部	06-6373-0563	塩化ビニル樹脂（PVC）/ポリブタジエン

代替品のない天然ゴム医療機器製品

一般的名称	製造販売業者名	クラス分類	販売名	承認・認証番号等	お問い合わせ先	TEL	備考（主たる素材名）
アネロイド式血圧計	アコマ医科工業㈱	I	アコマアネロイド式血圧計	13BIX00032AM0003	品質保証部品質管理グループ	048-684-3011	天然ゴム・黄銅・ステンレス・アルミダイカスト・アクリル系樹脂・ポリカーボネート・ビニール・ナイロン・ABS
胃内排泄用チューブ	㈱イズモヘルス	II	ザ ヘルス 胃カテーテル	15700BZZ00906000	㈱イズモヘルス　総務部	0263-62-2392	
胸腔排液用装置	秋田住友ベーク㈱	I	チェスト・ドレーン・バッグ	05B1X00002000001	住友ベークライト㈱ ヘルスケア営業本部	03-5462-4824	
結石摘出用バルーンカテーテル	セオンメディカル㈱	II	セオン胆石除去用バルーンカテーテルB	20200BZZ01090000	マーケティング部	03-3216-1268	
結石摘出用バルーンカテーテル	セオンメディカル㈱	II	エクストラクション バルーン カテーテル	21400BZZ00507000	マーケティング部	03-3216-1268	
結石摘出用バルーンカテーテル	オリンパスメディカルシステムズ㈱	II	ディスポ・ザブルバルーンカテーテルA	21000BZZ00647000	オリンパスメディカルシステムズ㈱ 内視鏡お客様相談センター	0120-417149	
結石摘出用バルーンカテーテル	オリンパスメディカルシステムズ㈱	II	ディスポ・ザブルトリプルルーメン バルーンカテーテル	21600BZZ00033000	オリンパスメディカルシステムズ㈱ 内視鏡お客様相談センター	0120-417149	
結石摘出用バルーンカテーテル	オリンパスメディカルシステムズ㈱	II	ディスポ・ザブルトリプルルーメン V-System	222ABBZX00190000	オリンパスメディカルシステムズ㈱ 内視鏡お客様相談センター	0120-417149	
結石摘出用バルーンカテーテル	オリンパスメディカルシステムズ㈱	II	ディスポ・ザブルトリプルルーメン V-System（ロングタイプ）	229ABBZX00027000	オリンパスメディカルシステムズ㈱ 内視鏡お客様相談センター	0120-417149	
結石摘出用バルーンカテーテル	ボストン・サイエンティフィック ジャパン㈱	II	ストーンホールA	220ABBZX00210000	ボストン・サイエンティフィック ジャパン㈱	（代）03-6853-1000	
結石摘出用バルーンカテーテル	ボストン・サイエンティフィック ジャパン㈱	II	エクストラクター PRO リトリバル バルーン	223ABBZX00018000	ボストン・サイエンティフィック ジャパン㈱	（代）03-6853-1000	
結石摘出用バルーンカテーテル	エドワーズライフサイエンス㈱	II	フォガティー胆石除去カテーテル	15100BZY00904000	エドワーズライフサイエンス㈱ VCCマーケティング部	03-6894-0610	
結石摘出用バルーンカテーテル	Cook Japan㈱	II	エスコートバルーンカテーテル	20700BZY00066000	Cook Japan㈱	0120-289-902	
結石摘出用バルーンカテーテル	Cook Japan㈱	II	COOKエクストラクション バルーンカテーテル	221AABZX00063000	Cook Japan㈱	0120-289-902	
結石摘出用バルーンカテーテル	セオンメディカル㈱	II	エクストラクションバルーンカテーテル プラス	222ABBZX00075000	マーケティング部	03-3216-1268	
結石摘出用バルーンカテーテル	セオンメディカル㈱	II	エクストラクションバルーンカテーテル ヒュージョ	229ABBZX00058000	マーケティング部	03-3216-1268	
呼吸回路セット	コヴィディエンジャパン㈱	II	NPB呼吸回路セット	22100BZX00144000	コヴィディエンジャパン㈱ カスタマーサポートセンター	0120-998-971	
サーモダイリューション用カテーテル	メリットメディカル・ジャパン㈱	IV	ポリウレタン製サーモダイリューション・カテーテル	20200BZY00247000	メリットメディカル・ジャパン㈱	03-5989-0100	
サーモダイリューション用カテーテル	メリットメディカル・ジャパン㈱	IV	サーモダイリューション・カテーテル（ポリウレタン製）	20700BZY00227000	メリットメディカル・ジャパン㈱	03-5989-0100	

一般的名称	製造販売業者名	クラス分類	販売名	承認・認証番号等	お問い合わせ先	TEL	備考（主たる素材名）
サーモダイリューション用カテーテル	メリットメディカル・ジャパン(株)	IV	サーモダイリューション・カテーテル（ノン・コート）	20300BZY00677000	メリットメディカル・ジャパン(株)	03-5989-0100	
サーモダイリューション用カテーテル	セオンメディカル(株)	IV	セオンサーモダイリューションカテーテル	20300BZZ01164000	マーケティング部	03-3216-1268	
サーモダイリューション用カテーテル	テレフレックスメディカルジャパン(株)	IV	アローサーモダイリューションカテーテルヘパリン無	20300BZY00011000	カスタマーサービス	0570-055-160	
サーモダイリューション用カテーテル	ガデリウス・メディカル(株)	IV	サーモダイリューション・カテーテル	20600BZY00755000	薬事部	042-769-3118	
サーモダイリューション用カテーテル	エドワーズライフサイエンス(株)	IV	スワンガンツ・サーモダイリューション・カテーテル	20400BZY00109000	エドワーズライフサイエンス(株) VCCマーケティング部	03-6894-0610	
サーモダイリューション用カテーテル	大正医科器械(株)	IV	ディスポーザブル心臓用カテーテル	20800BZY00495000	大正医科器械(株) 薬事部	06-6553-9666	
サーモダイリューション用カテーテル	日本バイオセンサーズ(株)	IV	TD・カテーテル・1000	21400BZY00383000	薬事品質統括部	03-3595-7385	
サーモダイリューション用カテーテル	日本バイオセンサーズ(株)	IV	サーモダイリューション・カテーテル・2000	20800BZY00520000	薬事品質統括部	03-3595-7385	
サーモダイリューション用カテーテル	エドワーズライフサイエンス(株)	IV	スワンガンツ・サーモダイリューションカテーテル/PU	22800BZX00191000	エドワーズライフサイエンス(株) VCCマーケティング部	03-6894-0610	
サーモダイリューション用カテーテル	エドワーズライフサイエンス(株)	IV	スワンガンツ・サーモダイリューション・カテーテル（CCO・CEDV）	22800BZX00144000	エドワーズライフサイエンス(株) VCCマーケティング部	03-6894-0610	
採血バッグ付整形外科用排液セット	ヘモテティクスジャパン合同会社	II	PATバッグ	224AABZX00062000	ヘモテティクスジャパン合同会社	0120-448-263	
再使用可能な心電用電極	(株)フィリップス・ジャパン	I	四肢/胸部誘導用 ECG電極	13B1X00221000010	薬事部	03-3740-3023	
再使用可能な麻酔用呼吸回路バッグ	アコマ医科工業(株)	II	アコマ麻酔用バッグ	219AIBZX00113000	品質保証部品質管理グループ	048-684-3011	天然ゴム
再使用可能な麻酔用呼吸回路	アコマ医科工業(株)	II	ジャクソンリース麻酔回路	21900BZX01092000	品質保証部品質管理グループ	048-684-3011	天然ゴム、ポリカーボネート、ポリサルフォン、ポリエチレン、スチレンエラストマー
子宮頸管拡張器	澤谷ゴム(株)	I	バルーンブジー	31B2X00001	技術管理部	0858-85-5656	
子宮頸管拡張器	澤谷ゴム(株)	I	サービカルバルーン	31B2X00001	技術管理部	0858-85-5656	
人体開口部用超音波プローブカバー	オカモト(株)	II	オカモトプローブカバー ソフトタッチ レギュラー	22000BZX01431000	手袋・メディカル部	03-3817-4172	
人体開口部用超音波プローブカバー	オカモト(株)	II	オカモトプローブカバー ソフトタッチ フィット	22000BZX01432000	手袋・メディカル部	03-3817-4172	
洗浄剤注入用具	ボストン・サイエンティフィック ジャパン(株)	I	クロパック エバキュエータ	13B1X00043000009	ボストン・サイエンティフィック ジャパン(株) 総務部	03-6853-1000 (代)	
先端オリーブ型カテーテル	(株)ベスモヘルス	II	ベスモ チーマンカテーテル	15500BZY00198000	(株)ベスモヘルス 総務部	0263-62-2392	
副鼻腔用ドレーンジャケット	秋田住友ベーク(株)	II	SBJパック	15900BZX01066000	住友ベークライト(株)ヘルスケア営業本部	03-5462-4824	
体外式ペースメーカ用心臓電極	アボットメディカルジャパン(株)	IV	一時ペーシングカテーテル	16300BZY00887A01	CRM 事業本部 LV マーケティング グループ	03-6255-5760	

製品リスト

一般的名称	製造販売業者名	クラス分類	販売名	承認・認証番号等	お問い合わせ先	TEL	備考（主たる素材名）
体外式ペースメーカ用心臓電極	大正医科器械(株)	IV	一時ペーシングカテーテル	20500BZY00084000	大正医科器械(株) 薬事部	06-6553-9666	
打診器	(株)ジェイエスエス	I	ケアフュージョン打診器	27B1X00040000123	(株)ジェイエスエス	06-6222-3751	
短期的使用換気用レーザー耐性気管チューブ	テレフレックスメディカルジャパン(株)	II	レーザーチューブ	21000BZY00096000	東レ・メディカル(株)	03-6262-3823	
短期的使用食道・気管用二腔チューブ	コヴィディエンジャパン(株)	II	コンビチューブ（未滅菌）	20300BZY00284000	コヴィディエンジャパン(株) カスタマーサポートセンター	0120-998-971	
短期的使用鼻咽頭気管内チューブ	(株)メディコン	II	バーデックス ネーソエアウェイ	15200BZY00521000	(株)メディコン安全管理部	06-6203-6543	
中隔開口用カテーテル	エドワーズライフサイエンス(株)	IV	ミラーカテーテル	15100BZY00907000	エドワーズライフサイエンス(株) VCCマーケティング部	03-6894-0610	
中隔開口用カテーテル	エドワーズライフサイエンス(株)	IV	フォガティーダイレーションカテーテル	15800BZY00411000	エドワーズライフサイエンス(株) VCCマーケティング部	03-6894-0610	
中隔開口用カテーテル	Cook Japan(株)	IV	中隔切開用カテーテル	15700BZY01524000	Cook Japan(株)	0120-289-902	
中心循環系血管造影用カテーテル	テルモ・クリニカルサプライ(株)	IV	セレコンMPカテーテルII	21600BZZ00214000	品質保証部	0586-89-2921	
中心循環系血管造影用カテーテル	ビー・ブラウンエースクラップ(株)	IV	肺動脈造影用カテーテル	16300BZY01070000	バスキュラービジネス	03-3814-2729	
中心循環系塞栓除去用カテーテル	Cook Japan(株)	IV	血管内異物除去用カテーテルセット	16000BZY00517000	Cook Japan(株)	0120-289-902	
中心循環系塞栓除去用カテーテル	日本バイオセンサーズ(株)	IV	アーテリアル・エンボレクトミー・カテーテル	20700BZY01090000	薬事品質統括部	03-3595-7385	
超音波用バルーン	オリンパスメディカルシステムズ(株)	I	バルーン MAJ-1351	13B1X00277000326	オリンパスメディカルシステムズ(株) 内視鏡 お客様相談センター	0120-417149	
超音波用バルーン	オリンパスメディカルシステムズ(株)	I	バルーン2 MH-303	13B1X00277000329	オリンパスメディカルシステムズ(株) 内視鏡 お客様相談センター	0120-417149	
超音波用バルーン	オリンパスメディカルシステムズ(株)	I	バルーン2 MH-304	13B1X00277000330	オリンパスメディカルシステムズ(株) 内視鏡 お客様相談センター	0120-417149	
超音波用バルーン	オリンパスメディカルシステムズ(株)	I	バルーン2 MAJ-213	13B1X00277000331	オリンパスメディカルシステムズ(株) 内視鏡 お客様相談センター	0120-417149	
超音波用バルーン	オリンパスメディカルシステムズ(株)	I	バルーン3 MAJ-233	13B1X00277000338	オリンパスメディカルシステムズ(株) 内視鏡 お客様相談センター	0120-417149	
超音波用バルーン	オリンパスメディカルシステムズ(株)	I	バルーン3 MAJ-249	13B1X00277000341	オリンパスメディカルシステムズ(株) 内視鏡 お客様相談センター	0120-417149	
超音波用バルーン	オリンパスメディカルシステムズ(株)	I	バルーンジーシー MH-246R	13B1X00277000342	オリンパスメディカルシステムズ(株) 内視鏡 お客様相談センター	0120-417149	
超音波用バルーン	オリンパスメディカルシステムズ(株)	I	バルーンジーシー	13B1X00277000543	オリンパスメディカルシステムズ(株) 内視鏡 お客様相談センター	0120-417149	
超音波用バルーン	オリンパスメディカルシステムズ(株)	I	バルーン MH-525	13B1X00277000547	オリンパスメディカルシステムズ(株) 内視鏡 お客様相談センター	0120-417149	

一般的名称	製造販売業者名	クラス分類	販売名	承認・認証番号等	お問い合わせ先	TEL	備考（主たる素材名）
内視鏡用食道静脈瘤結さつセット	(株)トップ	II	バリオライダー	219AABZX00257000	(株)トップ　営業本部	03-3882-7741	
内視鏡用食道静脈瘤結さつセット	Cook Japan(株)	II	クックマルチバンドリゲーター	21900BZX00860000	Cook Japan(株)	0120-289-902	
脳脊髄液ドレナージ回路	(株)トップ	I	トップ脳室ドレナージセット（排液セット）	13B1X00085000080	(株)トップ　営業本部	03-3882-7741	
排液バッグ	秋田住友ベーク（株）	I	サーボ排液バッグ	05B1X00002000030	住友ベークライト（株）ヘルスケア営業本部	03-5462-4824	
鼻用洗浄器	(株)イスモヘルス	I	ザ・ヘルス エキマシンジ	20B1X0000100 0001	(株)イスモヘルス　総務部	0263-62-2392	
針付プレフィル用シリンジ	日本ベクトン・ディッキンソン(株)	II	BDハイパック	224AFBZX00097000	カスタマーサービス	0120-8555-90	
針付プレフィル用シリンジ	日本ベクトン・ディッキンソン(株)	II	BDネオパック	225AFBZX00135000	カスタマーサービス	0120-8555-90	
バルーン拡張式弁形成術用カテーテル	東レ(株)	IV	イノウエ・バルーン	16300BZZ017718000	医療用具事業部	03-3245-6372	僧帽弁の弁拡張用途
バルーン拡張式血管形成術用カテーテルコネクタ カテーテルコネクタ	Cook Japan(株)	II	クック・プラスチック活栓	15700BZY01234000	Cook Japan(株)	0120-289-902	
バルーン付ペーシング向け循環器用カテーテル	セオンメディカル(株)	IV	セオン一時ペーシング用カテーテルA	20100BZZ01959000	マーケティング部	03-3216-1268	
バルーン付ペーシング向け循環器用カテーテル	テレフレックスメディカルジャパン(株)	IV	心臓ペーシング用カテーテル	15700BZY00395000	カスタマーサービス	0570-055-160	
バルーン付ペーシング向け循環器用カテーテル	エドワーズライフサイエンス(株)	IV	スワンガンツ短期ペーシング用カテーテル	15100BZY01045000	エドワーズライフサイエンス(株)VCCマーケティング部	03-6894-0610	
バルーン付ペーシング向け循環器用カテーテル	エドワーズライフサイエンス(株)	IV	スワンガンツ短期ペーシング用カテーテルキット	15600BZY00921000	エドワーズライフサイエンス(株)VCCマーケティング部	03-6894-0610	
バルーン付ペーシング向け循環器用カテーテル	日本バイオセンサーズ(株)	IV	電極カテーテル	21200BZY00329000	薬事品質統括部	03-3595-7385	
バルーン付ペーシング向け循環器用カテーテル	ビー・ブラウンエースクラップ(株)	IV	バイポーラペーシング用 バルーンカテーテル	16300BZY01104000	バスキュラービジネス	03-3814-2729	
鼻腔内用バルーン	株式会社名優	I	オトヴェント	12B1X00003ABIGOM	株式会社名優　品質保証課	047-480-6161	
非血管系バルーン用加圧器	ボストン・サイエンティフィックジャパン(株)		リゾブレックスII アガラシア/ OTWニューマチックポンプ	13B1X00043000010	ボストン・サイエンティフィック ジャパン(株)	(代)03-6853-1000	
非中心循環系塞栓除去用カテーテル	エドワーズライフサイエンス(株)	II	フォガティー動脈血栓除去用カテーテル	20400BZY00785000	エドワーズライフサイエンス(株)VCCマーケティング部	03-6894-0610	
非中心循環系塞栓除去用カテーテル	エドワーズライフサイエンス(株)	II	フォガティー・グラフト血栓除去用カテーテル	20700BZY00983000	エドワーズライフサイエンス(株)VCCマーケティング部	03-6894-0610	
非中心循環系塞栓除去用カテーテル	エドワーズライフサイエンス(株)	II	フォガティー・スルールーメンカテーテル	20300BZY00937000	エドワーズライフサイエンス(株)VCCマーケティング部	03-6894-0610	
非中心循環系塞栓除去用カテーテル	エドワーズライフサイエンス(株)	II	フォガティーカテーテル	15100BZY00938000	エドワーズライフサイエンス(株)VCCマーケティング部	03-6894-0610	

製品リスト

一般的名称	製造販売業者名	クラス分類	販売名	承認・認証番号等	お問い合わせ先	TEL	備考（主たる素材名）
非中心循環系塞栓除去用カテーテル	エドワーズライフサイエンス（株）	II	フォガティー スルールーメン動脈塞栓除去カテーテル	21000BZY00359000	エドワーズライフサイエンス（株）VCCマーケティング部	03-6894-0610	
非中心循環系塞栓除去用カテーテル	エドワーズライフサイエンス（株）	II	フォガティー動脈塞栓除去カテーテル	20400BZY01104000	エドワーズライフサイエンス（株）VCCマーケティング部	03-6894-0610	
プレフィル用シリンジ	日本ベクトン・ディッキンソン（株）	I	BDハイパックシステム	07B1X0000300000010	カスタマーサービス	0120-8555-90	
ページング向け循環器用カテーテル	ガデリウス・メディカル（株）	IV	ページングカテーテル	20600BZY00754000	薬事部	042-769-3118	
ヘパリン使用時緊急時ブラッドアクセス留置用カテーテル	ニプロ（株）	III	ブラッドマックスHC	21700BZZ00019000	透析・血液浄化商品開発・技術営業部	06-6373-0092	
麻酔用マスク	アコマ医科工業（株）	II	麻酔用マスク	21900BZX01101000	品質保証部品質管理グループ	048-684-3011	天然ゴム・ポリカーボネート・真鍮
指サック	三興化学工業（株）	I	サンコー笠付指サックパウダーフリー	34B2X0000600000022	品質保証部	0827-52-3111	

ラテックスアレルギー安全対策ガイドライン2018

平成30年10月17日　　第1版第1刷発行
令和2年3月10日　　　　第2刷発行

■作成　　　　　　　日本ラテックスアレルギー研究会

　　　　　　　　　　〒454-8509　愛知県名古屋市中川区尾頭橋3-6-10

　　　　　　　　　　藤田医科大学ばんたね病院総合アレルギー科

　　　　　　　　　　電話　052-321-8171　　ファックス　052-322-4734

■編集・制作・発売　株式会社協和企画

　　　　　　　　　　〒170-8630　東京都豊島区東池袋3-1-3

　　　　　　　　　　電話　03-5979-1400

■印刷　　　　　　　株式会社エイチケイグラフィックス

ⓒ無断転載を禁ず
ISBN978-4-87794-197-0　C3047　¥2300E
定価：本体2,300円＋税